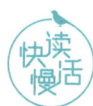

陪 伴 女 性 终 身 成 长

快眠大全

[日] 菅原洋平 著

戚蕊 译

江西科学技术出版社

前 言

非常感谢您购买本书。

我是一名专门从事睡眠治疗和康复治疗的医生。目前我在日本东京一所医院的睡眠门诊工作。同时，我也为一些企业提供睡眠方面的咨询服务，开展调整员工睡眠状况、提高工作效率、减少事故的相关活动。

在睡眠门诊以及企业咨询中，我收到了各种各样关于睡眠的问题。其中既有生活中微不足道的小疑问，也有困扰客户多年的难题。一直以来，不管是在医院坐诊中，还是在企业咨询中，我都从医学的角度出发，为大家解决各种睡眠问题。这本《快眠大全》就是基于理论知识和实践经验汇集而成，为大家提供了能够解决各种睡眠问题的具体方法。

改善睡眠需要使用经过科学验证的资料或有科学依据的方法，但是，只有资料和方法还远远不够。如果仅靠信息就能解决问题，岂不是只需要在网络上检索就能够获得解决问题的方法，但事实上，想要实际运用并不容易。

因此，本书的编写以生活中的实际体验为主，目的是让大家在实践书中的方法后，真正体会到身体的变化。只要认真阅读本书，就一定能够找到改善睡眠状况的方法。大家若是看到需要的内容，可以立刻尝试。希望各位读者在百忙之中也能细细地翻阅这本书。

从小到大，我们都没有学习过有关科学睡眠的知识。因此，无法妥善处理睡眠问题也在情理之中，我们只是对身体功能还不够了解。只要了解了睡眠机制，大多数人都能够顺利解决睡眠问题。

如果能够让更多的人了解书中所写的内容，就能够大大缓解睡眠问题带来的不安和焦虑。

希望大家能够通过本书，改善睡眠上的困扰并解决睡眠问题。祝愿大家在充实度过每一天的同时，能够安稳地睡个好觉。

本书的使用方法

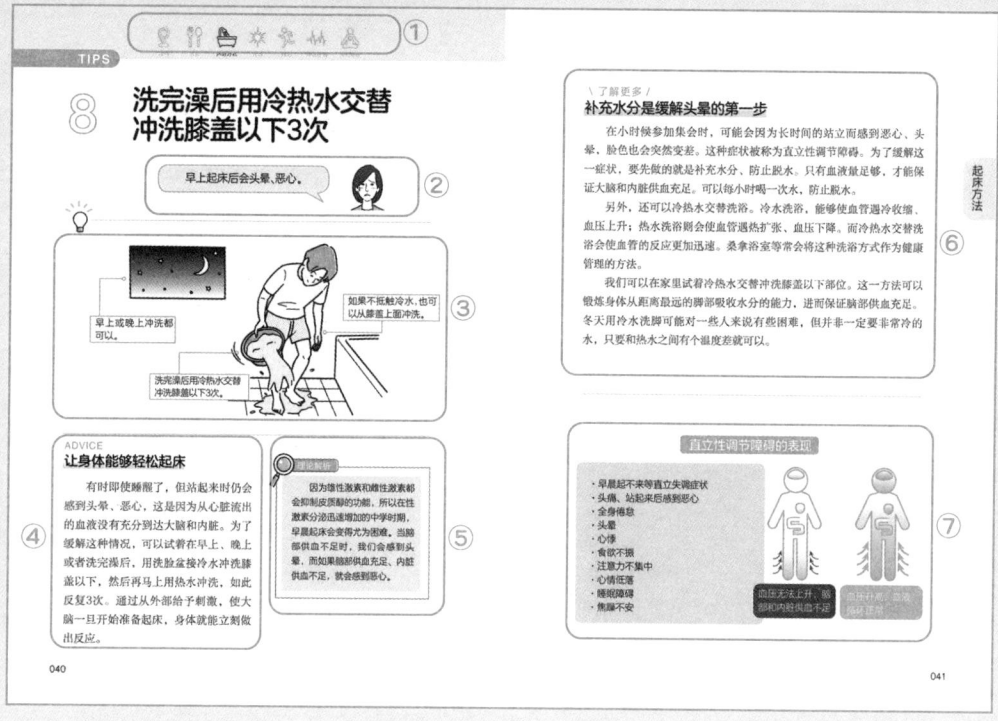

① 图标分别对应"地点""饮食""沐浴方式""光线""运动""睡眠计划""身心管理"这七类解决对策。通过图标，大家能够迅速了解这一方法属于哪一类。

② 这里是笔者经常听到的烦恼。如果有同感，就接着阅读下面的小窍门吧。

③ 应对烦恼的解决方法一目了然。先从能做到的方法开始吧！

④ 详细介绍了该解决方法成立的理由，以及实践过程中的注意要点等。

⑤ 通过举例等方式来解释说明与解决方法相关的睡眠机制。通过阅读理论解析，能够更好地理解方法背后的原因。

⑥ 介绍更多有用的睡眠知识。

⑦ 以插图的形式来解释解决方法。重点一目了然。

目录
CONTENTS

第 1 章
睡眠的基本

- 1 睡眠不足的九大表现 —— 002
- 2 判断睡眠不足的标准 —— 008
- 3 改善睡眠的基本步骤 —— 009
- 4 通过光线调节昼夜节律 —— 016
- 5 通过体温调节昼夜节律 —— 019
- 6 通过大脑调节昼夜节律 —— 023
- 7 能够让人立刻起床的快速眼动睡眠 —— 026
- 8 比起理论，舒适更重要 —— 027
- COLUMN 避免"工作中毒" —— 028

第 2 章
起床方法：
解决赖床、起床困难的问题

- TIPS 1 坐在床上睡回笼觉 —— 030
- TIPS 2 拉开窗帘睡觉 —— 031
- TIPS 3 自我唤醒法：睡觉前说 3 遍起床时间 —— 033
- TIPS 4 总是起床太早，试着晚睡 30 分钟 —— 034
- TIPS 5 不过度依赖"持续响铃"功能 —— 035
- TIPS 6 按照实际起床时间设定闹钟 —— 036
- TIPS 7 把起床时的心率作为改善睡眠的指标 —— 037

TIPS 8 洗完澡后用冷热水交替冲洗膝盖以下 3 次 ——————— 040

TIPS 9 醒来后马上换衣服 ——————————————————— 042

TIPS 10 吃早餐前断食 10 小时 ——————————————— 043

TIPS 11 早餐可以吃高 GI 食物 ——————————————— 044

TIPS 12 在起床前 1 小时打开空调，提高室内温度 ————— 045

TIPS 13 自我评估回笼觉的睡眠效果 ——————————— 046

TIPS 14 工作日和休息日的起床时间差控制在 3 小时以内 — 047

TIPS 15 确定睡眠时限，延长绝对清醒时间 ———————— 048

TIPS 16 在想要早起的前一天早上，出门沐浴阳光 ————— 051

TIPS 17 在 2 月末和 8 月末的早上感受阳光 ———————— 052

COLUMN 一周内坚持 4 天就能养成习惯 ————————— 054

第 3 章

入睡方法：
解决明明很累却睡不着的问题

TIPS 18 发现困意出现的信号 —————————————— 056

TIPS 19 洗完澡 1 小时后再睡觉 ————————————— 059

TIPS 20 洗澡时关闭浴室的主灯 ————————————— 061

TIPS 21 尝试在昏暗的环境下做拉伸运动 ————————— 062

TIPS 22 脚踝暖和了再睡觉 ——————————————— 064

TIPS 23 用热毛巾敷脖子 ————————————————— 065

TIPS 24 放松横膈膜 ——————————————————— 066

TIPS 25 刷牙 3 分钟，为入睡做准备 ——————————— 067

TIPS 26 关注睡眠意象 —————————————————— 068

TIPS 27 降低耳朵以上部位的温度 ———————————— 069

TIPS 28 笔记是很好的外部记忆 ————————————— 071

TIPS 29　感冒痊愈后要整理床铺 —— 072
TIPS 30　不要在床上看助眠视频、听催眠曲 —— 074
TIPS 31　睡觉前，提前 1 小时打开空调 —— 075
TIPS 32　用热毛巾擦拭脚掌 —— 076
TIPS 33　晚上锻炼后，推迟入睡时间 —— 077
TIPS 34　睡前做家务或手工 —— 078
TIPS 35　选择已经读过的漫画或晦涩难懂的书 —— 080
TIPS 36　阅读纸质书 —— 082
TIPS 37　适度补铁 —— 084
TIPS 38　"秒速 5 厘米"的按摩 —— 085
TIPS 39　睡前拉伸，有效缓解腿部抽搐 —— 086
TIPS 40　盖厚重的被子能睡得更好 —— 088
TIPS 41　安眠药与睡眠训练相结合 —— 089
TIPS 42　傍晚做家务或散步 20 分钟 —— 091
TIPS 43　晚上看电影时，可以尽情地哭出来 —— 092
TIPS 44　花粉过敏时，适度降低大脑温度 —— 093
TIPS 45　呼吸困难时，尝试腹式呼吸 —— 094
TIPS 46　不要让腿部酸痛影响睡眠 —— 095
TIPS 47　睡觉时，被子不要盖住头 —— 096
TIPS 48　周围太吵睡不着时，播放音乐 —— 097
COLUMN　为什么会出现"鬼压床" —— 098

第 4 章

熟睡方法：
解决半夜突然醒来的问题

TIPS 49　夜里醒来时不要看时间 —— 100

TIPS 50 确认夜里醒来时的清醒程度 101

TIPS 51 躺了 30 分钟也没能再睡着，就下床 102

TIPS 52 把腿抬至比腰高的位置 103

TIPS 53 睡前温暖骶骨 104

TIPS 54 增加白天上厕所的次数 105

TIPS 55 尝试"数码排毒" 106

TIPS 56 锻炼小腿肌肉，预防打鼾 107

TIPS 57 锻炼翻身时用到的肌肉 108

TIPS 58 区分汗液的黏稠度 109

TIPS 59 喝酒前，先喝 1 杯水 110

TIPS 60 避免会引起噩梦的行为 111

TIPS 61 防止睡觉时大脑中出现爆炸声 112

TIPS 62 前倾侧卧姿势能有效改善打鼾 113

TIPS 63 解决午睡时身体突然抽动的问题 115

TIPS 64 充分咀嚼小菜，预防酒后打鼾 116

COLUMN 长大后，睡眠时长会缩短 117

第 5 章

击退困意：
解决白天总想睡觉的问题

TIPS 65 判断是睡眠时间不足还是睡眠质量差 120

TIPS 66 增加累计睡眠时间 121

TIPS 67 提前 30 分钟吃晚餐 122

TIPS 68 就寝前绝不要睡觉 124

TIPS 69 小憩时把头立起来 125

TIPS 70 想要消除疲劳就完全平躺 126

TIPS 71 分析感到困倦的时间段 127

TIPS 72 减少咖啡因的摄取，防止磨牙 —— 128

TIPS 73 咀嚼时把筷子放下 —— 131

TIPS 74 提前预习 —— 132

TIPS 75 在经期结束后的第一周补充睡眠 —— 133

TIPS 76 对困意程度打分 —— 134

TIPS 77 使用口呼吸矫正胶带 —— 135

TIPS 78 注意改正咬牙的习惯 —— 136

TIPS 79 最后吃富含碳水化合物的主食 —— 137

TIPS 80 不看正在打哈欠的人 —— 138

COLUMN 清晰的梦有什么作用 —— 140

第 6 章
调节作息：
解决睡眠时间不规律的问题

TIPS 81 把睡眠分为两次 —— 142

TIPS 82 通宵时，尝试多相性睡眠 —— 143

TIPS 83 定锚睡眠——将睡眠时间分散带来的危害降到最低 —— 144

TIPS 84 抱着睡着的宝宝走到窗边 —— 145

TIPS 85 4~6 岁的儿童不要午睡 —— 146

TIPS 86 即使是卧床不起的病人，傍晚也尽量坐起来 —— 147

TIPS 87 夜班结束后不要马上睡觉 —— 148

TIPS 88 让孩子的大脑学习睡眠 —— 151

TIPS 89 为了避免对孩子发脾气，尽量不要睡懒觉 —— 152

TIPS 90 增加睡眠时间，避免在深夜吃东西 —— 153

TIPS 91 给孩子补铁 —— 154

TIPS 92 观察孩子在睡觉时的行为 —— 155

TIPS 93 怀孕后开始睡眠训练 —— 156

TIPS 94 不要叫醒梦游中的孩子 —— 157
TIPS 95 在客厅为孩子读睡前故事 —— 158
TIPS 96 孩子在睡前大哭时，关上房间里的灯 —— 159
COLUMN 通过调整身体状态，改善心理状态 —— 160

第 7 章

营造睡眠环境：
解决换个地方就睡不着或起不来的问题

TIPS 97 调暗酒店房间的灯光 —— 162
TIPS 98 人为地创造明亮的早晨 —— 163
TIPS 99 用毛巾来解决枕头不舒服的问题 —— 164
TIPS 100 在枕头边滴一滴精油 —— 165
TIPS 101 根据运动习惯选择床垫 —— 166
TIPS 102 选择吸汗、易干的睡衣 —— 167
COLUMN 睡眠竟然对选择伴侣也有影响 —— 168

第 8 章

有效睡眠：
解决工作、学习等方面表现力下降的问题

TIPS 103 睡眠不足会使摸脸频率增加，进而更容易感冒 —— 170
TIPS 104 睡眠过程也是学习过程 —— 171
TIPS 105 把香味和学习组合起来 —— 172
TIPS 106 洗澡后到睡觉前的 1 小时用来学习 —— 173
TIPS 107 通过浏览电脑屏幕，检查专注力 —— 174
TIPS 108 早上走到窗边，有助于减肥 —— 175

TIPS 109 睡前 30 分钟，提前关闭手机 — 176
TIPS 110 肌肉训练比走路更助眠 — 177
TIPS 111 在早晨写日记 — 179
TIPS 112 自己做决定 — 180
TIPS 113 把晚上要吃的零食装在盘子里 — 181
TIPS 114 调节肠道环境，提高睡眠质量 — 182
TIPS 115 白天要多笑一笑 — 183
TIPS 116 固定吃饭时间，有效应对时差 — 185
TIPS 117 晚餐吃高 GI 食物，以避免半夜吃零食 — 186
TIPS 118 创造工作顺利开展的心流 — 188
TIPS 119 运动后，后半段的睡眠很重要 — 189
TIPS 120 锻炼前锯肌，解决脖子的疼痛问题 — 190
TIPS 121 提高入睡质量，避免过度晨勃造成的睡眠不足 — 193
TIPS 122 小憩比奖金更能提高工作效率 — 194
TIPS 123 改善睡眠与减盐同时进行 — 197
COLUMN 睡眠不足会导致存钱困难 — 198

第 9 章

记录睡眠让成果看得见

1　记录对改善睡眠至关重要 — 200
2　如何记录睡眠状况 — 201
3　记录能够帮我们找到解决方法 — 203
4　没有记录，就无法获得建议 — 205

结语 — 206
索引 — 209

第 1 章

睡眠的基本

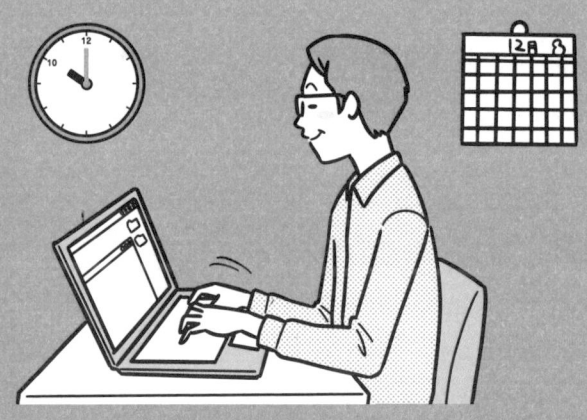

1 睡眠不足的九大表现

☐ 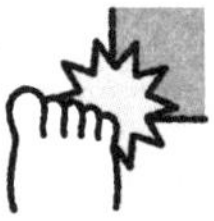 脚会撞上柜脚
本体感觉

☐ 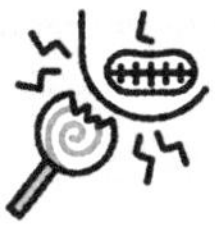 糖果含到一半就咬碎
血清素

☐ 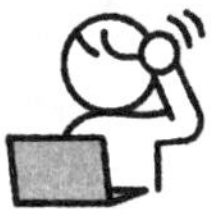 使用电脑时,会忍不住摸头发或摸脸
组胺

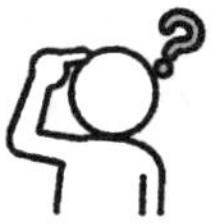

☐ "咦,我要做什么来着?"
工作记忆

☐ 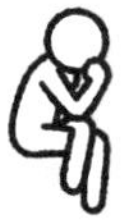 习惯跷二郎腿、托腮
抗重力肌

睡眠基本

- [ ] 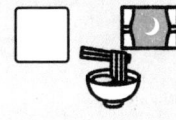 睡前忍不住要吃东西
  瘦素、胃饥饿素

- [ ] 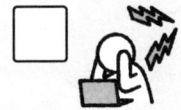 周围嘈杂时就无法集中注意力
  α波增加、听觉过敏

- [ ] 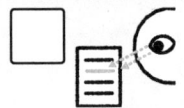 同一行文字需要读两遍
  微睡眠

- [ ] 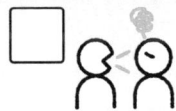 总是认为对方的言行充满恶意
  杏仁体

这9条里,你中了几条?

 解析详见下一页

解析

☐ 脚会撞上柜脚（本体感觉）

走路时小脚趾会撞上柜脚，这是因为大脑所控制的身体与身体的实际行动之间存在差距。我们的肌肉会将伸缩指令传递给大脑，告诉大脑此刻身体正在如何运动，这被称作"本体感觉"。

如果睡眠不足，本体感觉信息便会变得模糊不清。"脚要向前迈出多远呢？"当肌肉传递的信息模糊不清时，脚所迈出的距离便会超过大脑所接收的距离，因此在经过衣柜时，脚就会撞上去。同样的，肩膀撞上门、包被周围的东西挂住、切菜切到手、手里的东西忽然掉落等，都是在睡眠不足的情况下本体感觉信息模糊所导致的。

☐ 糖果含到一半就咬碎（血清素）

吃糖的时候总是忍不住咬着吃，这是因为身体中缺少血清素。血清素是大脑内的神经传递物质，是使大脑保持清醒的物质之一。为了让大脑对突然的刺激不要做出激烈反应，血清素会使大脑慢慢地清醒。

有规律的运动会促进血清素的分泌。当血清素不足需要补充时，大脑便会命令身体做一些有规律的运动，例如不停地按圆珠笔、抖腿、敲桌子或是走来走去。

☐ 使用电脑时，会忍不住摸头发或摸脸（组胺）

使用电脑工作时，你会不会不自觉地摸头发、眉毛、鼻子或是嘴角呢？或者摸领带、项链或是耳钉呢？这些行为都表示能够使大脑保持清醒的组胺分泌过多。

睡眠不足的状态下，想要头脑清醒地使用电脑进行工作或是与他人交谈，就必须迅速提高大脑的清醒程度，进而导致组胺的过度分泌。而过多的组胺会使身体的敏感部位发痒。

☐ "咦，我要做什么来着？"（工作记忆）

坐在办公桌前却忘了要做的事情。许多人在频繁出现这种现象后，会来咨询健忘症的问题。通常情况下，回到原来的地点并再次坐在桌子前，就能够想起忘记的事情。其实，这不是忘了，这种现象也并不是健忘症引起的，其原因通常是注意力不足。

大脑一旦记住某件事情，即使接下来要做的事情与此无关，必要时也能够再想起这件事情。这依赖于一种被称作"工作记忆"的功能。有了这种功能，我们才能同时进行多项任务。但若是睡眠不足，工作记忆的容量便会减少，失误会增多，想要重新开始工作时，要先花费时间思考从哪里开始，工作效率也会大打折扣。

☐ 习惯跷二郎腿、托腮（抗重力肌）

支撑我们直立行走与重力对抗的肌肉统称为抗重力肌。下颚、腹部、臀部、大腿、小腿和后背都有抗重力肌，它们支撑着我们的身体，使我们能够正常活动。

但如果睡眠不足、大脑不够清醒，抗重力肌的活动便会减少，姿势自然也会发生变化。在坐下时，可能会马上跷起二郎腿，或是不把双脚放在地面上；也可能会把胳膊撑在桌子上托着腮，下颚向前突出，形成"乌龟脖"。这些动作大多是睡眠不足导致的。

大家可以试着闭上眼睛单腿站，若撑不过10秒就摇摇晃晃站不稳，那就很有可能是睡眠不足。

☐ 睡前忍不住要吃东西（瘦素、胃饥饿素）

早上醒来后，如果持续18小时以上保持清醒，即使不工作，大脑也会缺少能量。比如早上6点起床，到了晚上12点大脑便会处于缺少能量的状态。

当过度用脑能量不足时，大脑便会发出指令，减少分泌传达饱腹感的激素——瘦素，同时增加刺激食欲的激素——胃饥饿素。于是，我们就会感到饥饿，想要吃东西，尤其想吃甜食或是有嚼劲的食物。

但这只是大脑误认为能量不足，实际上我们的肚子并不饿。熬夜的人都会出现这种情况，但如果平时睡眠充足，在这种情况下，即使感到饥饿也可以不吃东西。

☐ 周围嘈杂时就无法集中注意力（α波增加、听觉过敏）

当大脑清醒能够集中注意力时，即使周围很吵闹，我们也能够忽略周围的声音专心工作。但如果睡眠不足、大脑不够清醒，我们就很容易被周围的声音干扰。脑电波反映了大脑的活动情况，其中，当大脑处于清醒状态时，β波（14Hz以上）最多，而若是睡眠不足、大脑不够清醒，8~13Hz的α波便会增加。α波的增加会使听觉变得敏感，因此我们也会过于在意周围的声音。

☐ 同一行文字需要读两遍（微睡眠）

同一行文字需要读两遍，打字的时候错误增多，虽然在听对方说话却无法复述他说了什么……平时大家可能都有过这样的经历。

这些都属于微睡眠现象。微睡眠现象是指大脑不自觉地进入睡眠状态，在睡眠不足时，这种情况则会频繁出现。我们感受到的困意便是大脑传递出的脑力活动达到极限的信号。

但是，我们可以无视这一信号继续工作。于是，在不影响工作的前提下，大脑会进入微睡眠状态，暂停神经活动。微睡眠持续的时间非常短，仅有2~7秒，我们通常对此毫无察觉，但超过50%的情况下，工作会因此出现某种错误。虽然只是小错误，但如果放任不管继续工作，也会引起严重的人为失误。

□ 总是认为对方的言行充满恶意（杏仁体）

相关实验表明，身体健康的人在睡眠不足的状态下，杏仁体会更加活跃。杏仁体位于脑部，体积较小、呈杏仁状。大脑能依靠它判断外界刺激是否会对自身产生伤害，并提高身体的代谢率，以正面应对或逃避外界刺激。

如果杏仁体过于活跃，即使是微小的刺激，身体也会做出反应。即使在平和的人际交往中，我们也会认为对方的言行存在恶意，进而做出不必要的攻击行为。如果在冷静之后会反思"刚才为什么会生气呢"，那就说明是睡眠不足导致了杏仁体过于活跃。

2 判断睡眠不足的标准

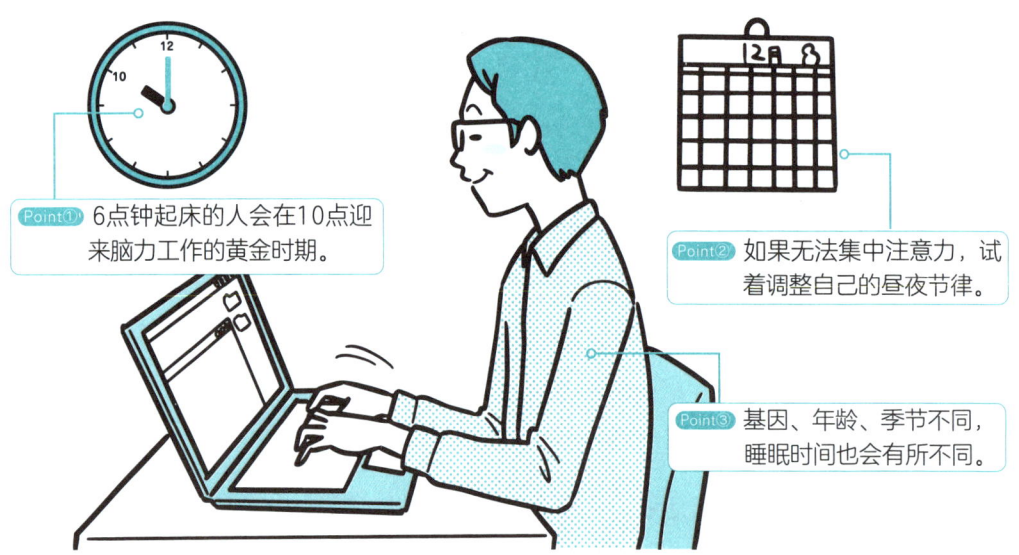

Point① 6点钟起床的人会在10点迎来脑力工作的黄金时期。

Point② 如果无法集中注意力,试着调整自己的昼夜节律。

Point③ 基因、年龄、季节不同,睡眠时间也会有所不同。

◆ 创造脑力工作的黄金时期

可能很多人想要知道最适合自己的睡眠时间是多长。合理的睡眠时长因人而异,也因季节、年龄而异。但有一条标准是通用的,那就是起床4小时后不会感到困倦。起床4小时后是脑电波活动最活跃的时间段,因此也是一天中大脑最清醒的时间段。调整自己的睡眠节律,以保证在这一时间段是脑力工作的黄金时期。

不同的个体相对应的合理睡眠时间也会不同,不必与他人比较,有一个自己的标准更为重要。睡眠时间依赖于日照时间,夏至与冬至的日照时间相差2小时。随着年龄的增加,睡眠时间会随之缩短,这主要是因为基础代谢变慢,睡眠过程中信息处理效率提高。

③ 改善睡眠的基本步骤

◆ 满足三大条件，便能酣睡一整夜

①高质量的睡眠

高质量的睡眠首先要满足本书P011所说的睡眠效率达到85%以上。此外，如果睡醒后发现大脑和身体都得到了放松，与睡前相比体力恢复，在起床4小时后也不会困倦，并且能够集中注意力，就称得上是高质量的睡眠。

②白天不会感到困倦

受"睡眠-清醒节律"即昼夜节律的影响，在早上醒来8小时之后，我们会感到困倦。过了这一时间段，大脑便会恢复清醒，并在睡觉前会再次感到困意。如此，一天中感受到两次困意，而在其他的时间段内不会感到困倦才是理想的状态。

若只是睡眠不足，则会在其他的时间段内感到困意，增加睡眠时间困意则会自然消失。一周的睡眠时间约50小时。在日本，判断因心理原因而停职的员工是否已达到复职标准时也会用到这一指标。

③高满意度

如果对睡眠抱有过高的期望，那么对目前睡眠情况的满意度也会有所下降。例如，认为"不论什么时候想睡就能睡着，而且一觉睡到天亮"的睡眠才是理想睡眠，即使在夜里醒来后又马上入睡，早上也不会感到满足。相反，有些人会认为"即使会在夜里醒来，但白天也能精力充沛，目前的状态就很好"，通常这一类人的睡眠状态更健康。希望读者能够通过本书了解与睡眠相关的知识，并在此基础上形成适合自己的睡眠节律，睡眠的满意度自然会得到提高。

① 不要在床上做与睡觉无关的事

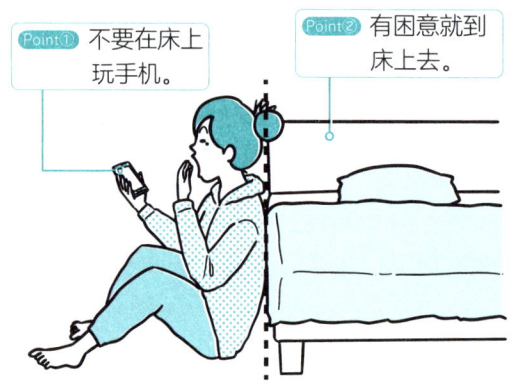

Point① 不要在床上玩手机。

Point② 有困意就到床上去。

如果大脑中的海马体记忆了行为的地点信息，第二天便能够利用此记忆使行为更加顺利。如果在几天内一直重复在同一地点做同一件事情，海马体便不再发挥作用，取而代之的是使行为习惯化的纹状体，习惯也就由此形成。行为习惯化大概需要四天。让我们利用大脑的这个特性形成好习惯吧。

在大脑中形成"床=睡觉"的记忆

大脑会将行为和该行为发生的地点组合起来进行记忆。当再次来到同一地点时，大脑会为做出同一行为迅速做好准备。经常在床上使用手机或者看书，大脑会将床记忆为浏览画面或阅读文字的场所。但这是错误的记忆，因此我们需要用"床是睡觉的场所"来代替此记忆。不要在床上做与睡觉无关的事，感到困意时就直接上床睡觉吧。

② 不困就不要躺在床上

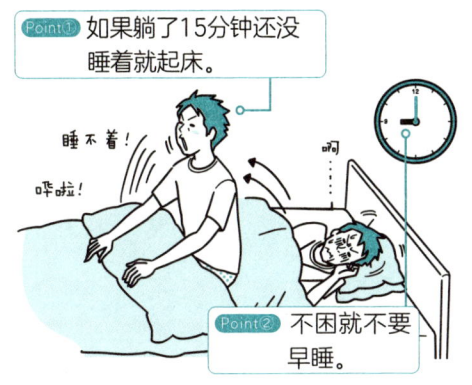

有人担心如果晚睡，睡眠时间也会随之缩短。但躺在床上却睡不着，实际的睡眠时间也不会发生变化。

提高睡眠效率

一般来说，从闭上眼睛开始睡觉到进入睡眠状态大概需要10分钟。如果躺了15分钟也没能入睡，之后的1小时内也很有可能无法入睡，这是大脑的构造所致。躺在床上想东想西睡不着，大脑就会认为床是思考心事的场所。因此，不要过早睡觉，先把大脑调节到想睡的状态。

一些医疗机构会通过睡眠效率来判断一个人是否有睡眠问题。睡眠效率的计算公式为"睡眠时长÷躺在床上的时间×100%"。如果在床上从0点躺到7点并且在凌晨2点左右入睡，计算公式就是 $5 \div 7 \times 100\% \approx 71\%$，睡眠效率即为71%。睡眠效率达到85%以上可以判断为没有睡眠问题。通常30分钟内入睡，醒来后30分钟内起床，睡眠效率就能达到85%。如果能够在2周内将睡眠效率维持在85%，那么即使早睡也能顺利地入睡。早睡1小时以上，睡眠可能会中断，容易在半夜醒来，那就试着早睡30分钟，找到一个睡眠质量高、白天也不会感到困倦的入睡时间。

睡眠效率的计算公式

① 几点上床睡觉? ⬜ 点 ⬜ 分

② 几点起床? ⬜ 点 ⬜ 分
※如果睡回笼觉,则填写最终的起床时间

③ 实际上睡了多长时间? ⬜ 小时
※不包括睡回笼觉和打盹的时间

④ 从①到②的时间(躺在床上的时间) ⬜ 小时

⑤ ③÷④×100% = ⬜ %

例 ① 0点10分　② 6点40分　③ 6小时　④ 6小时30分=6.5小时
⑤ 6 ÷ 6.5 × 100% ≈ 92.3%

早睡早起的弊端

我们从小时候开始就被要求早睡早起。可能因为在我们的认知中是先睡觉、再起床,所以一提起"有规律的生活",大多数人都会联想到"调整睡觉时间"。

但实际上,我们会在睡醒感受到光的16小时后感到困倦,这是大脑的构造所致,本书第1章第4节会对此再做介绍。也就是说,不调整起床时间的话,即使到了该睡觉的时间也很难感到困倦。若只调整入睡时间,则只会加重入睡问题。因此,今后再提起"有规律的生活",就先从"调整起床时间"开始吧。

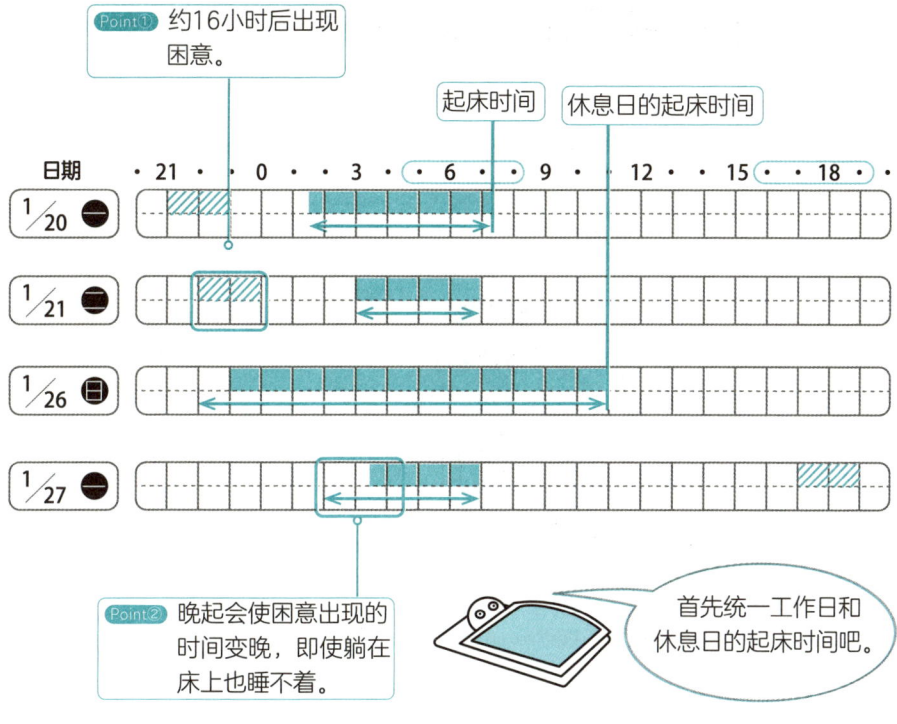

先从休息日的前一天开始尝试吧

也许有人会担心等到有困意才睡，会不会一直到早上也睡不着。建议大家在休息日的前一天晚上试一试，这样即使睡眠不足也不会产生很大的影响。

另外，本书第9章第2节介绍的睡眠记录也推荐大家试一试。通过记录，我们能够掌握大脑入睡的时间，也能够明白，即便提前1小时上床也会无法入睡。另外，看了记录就会发现，即使感觉根本没睡着，但在天亮时，也迷迷糊糊地睡了一两个小时。

比起失眠，失眠带来的不安和焦虑才是问题所在。不要强迫自己去睡觉，掌握自己实际的睡眠时间之后，心情自然会放松。

③ 调整昼夜节律，以两周为单位进行管理

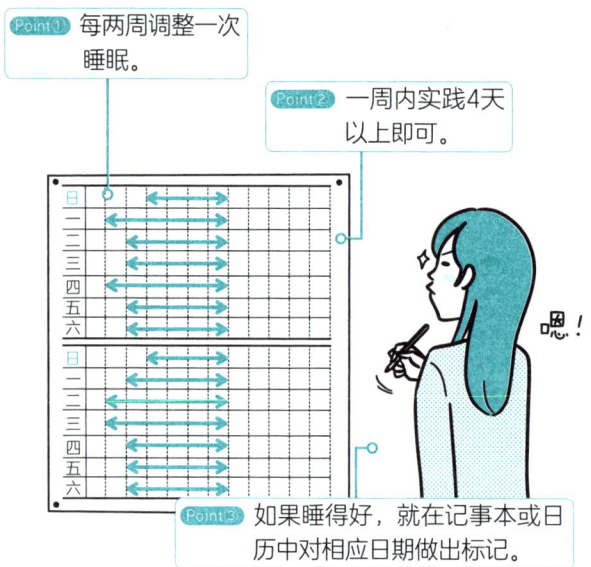

Point① 每两周调整一次睡眠。

Point② 一周内实践4天以上即可。

Point③ 如果睡得好，就在记事本或日历中对相应日期做出标记。

以1天为周期的节律叫作昼夜节律，以1周为周期的节律叫作7日节律，以2周为周期的节律则称为14日节律。睡眠的变化以2周为单位，如果在2周内调整好昼夜节律，那么在接下来的2周内，昼夜节律仍会保持稳定。

4天以上睡眠得到改善，就是胜利

昼夜节律会和多数的节律保持同步，如果一周内超过半数的昼夜节律得到了调整，就能够拥有一个良好的昼夜节律。因此，可以每周用至少4天调整自己的昼夜节律。睡眠问题虽然不会完全消失，但出现的频率会有所减少。睡眠问题出现频率的减少，也说明昼夜节律得到了调整。

注意这两个时间段

减少不睡觉却躺在床上的时间，这不仅限于睡觉前，也指睡醒后。如果在睡醒后，还继续躺在床上玩手机，大脑就会将床记忆为使用视觉和语言的场所。睡醒了就尽快起床吧，最好走到窗边，活动一下身体，手机还是等到起床后再看。

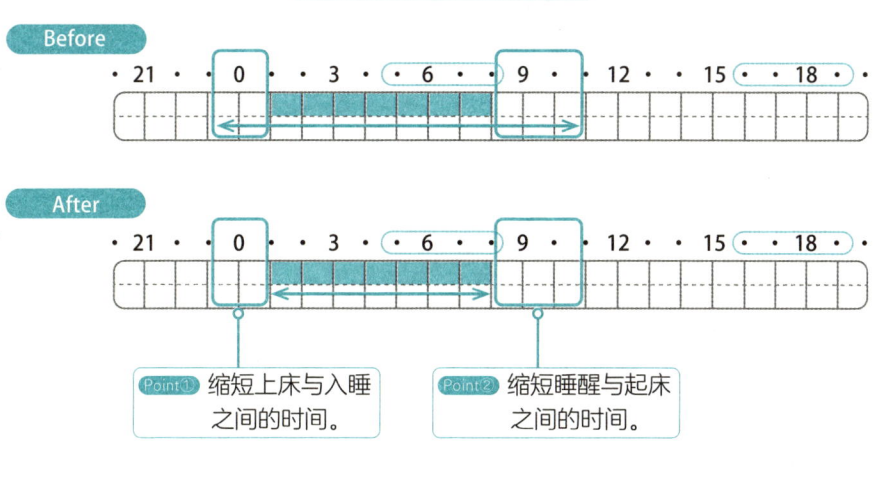

在白天，我们可能会想躺下休息。这时候，需要把休息的场所和睡觉的场所区分开来。因为对于大脑来说，休息和睡觉是完全不同的工作。如果能做到只在睡觉时才躺在床上，那睡眠质量就会有所提高。

住单人间也能拥有好睡眠

曾有不少患者咨询："吃饭、工作和睡觉都在一间房子里，该怎么办呢？"即使所有行为都在一间房里进行，也可以试着在视觉上划分出不同的区域。

在不睡觉的时候只使用床尾的部分，床头的部分在起床后就不再使用，也不要放东西。只有在睡觉的时候才使用整张床。如此，通过划分区域，即使是住单人间也能拥有好睡眠。

另外，可以借助被子将同一处场所布置成另一种感觉。比如，在睡觉前有玩手机的习惯，可以在玩手机的时候把被子叠起来，在睡觉时关闭手机，再把被子铺开。

4 通过光线调节昼夜节律

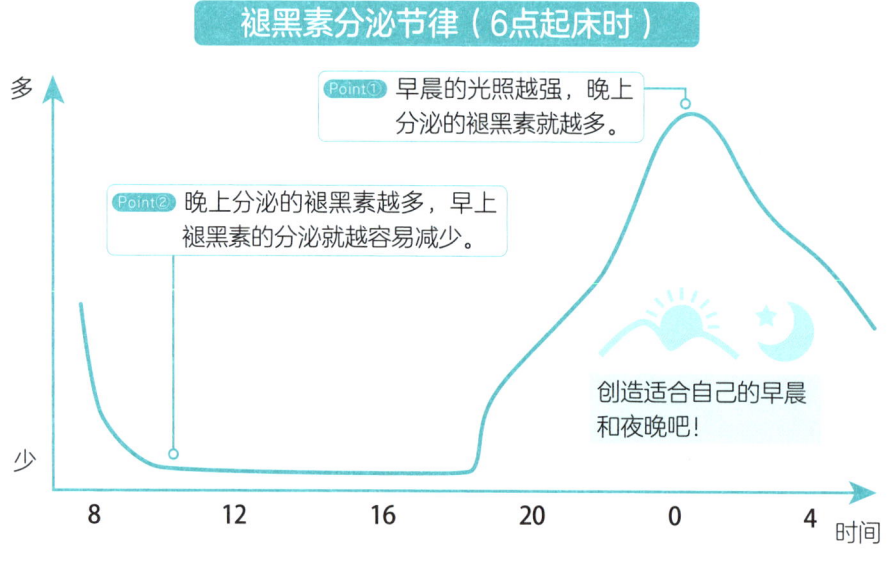

◆ 强化褪黑素的分泌节律

　　褪黑素决定了一天的清醒时长。早晨,视网膜感受到光照后,褪黑素的分泌便停止了,16小时后分泌则会再次开始。如果能够强化分泌节律,早上就会轻松地醒来,晚上也会顺利地入睡。为了强化褪黑素的分泌节律,早上醒来后,尽快地走到离窗户1米以内的范围。在此范围内,约10分钟后,褪黑素的分泌便会减少。起床后,在窗前看看手机、读读报纸,能够使大脑形成在晚上感到困倦的节律。另外,在阳台站一会儿或者出去走一走,1分钟之内褪黑素的分泌节律就会得到调整。在休息日、想要睡个回笼觉时,试着在离窗户1米以内的范围睡,这样褪黑素的分泌节律也不会发生紊乱。

相位反应曲线

若感知到光的时间段发生变化，褪黑素的分泌节律也会前移或后移。昼夜节律呈周期性并不断重复，1天即为一个周期，也被称为"相位"。平均起床时间的2小时前，是相位反应的变化点。若在起床时间的2小时以前（若是6点起床，即为早上4点以前）感受到强烈的光照，相位便会后移，导致熬夜或是晚起。因此，如果晚上睡觉前房间过于明亮，夜里就很难感到困倦。

在起床前2小时以及起床后的时间里感受到光照，相位就会前移，形成早睡早起的节律。起床后的1小时内，相位反应最为强烈，在这之后，随着时间的变化，光照所导致的相位反应也越来越弱。起床4小时后才感受到光照，相位也很难再前移。就算起得晚或不打算外出，也最好在起床后的4小时内，走到离窗户1米以内的范围，或是走出房门。

相位反应曲线

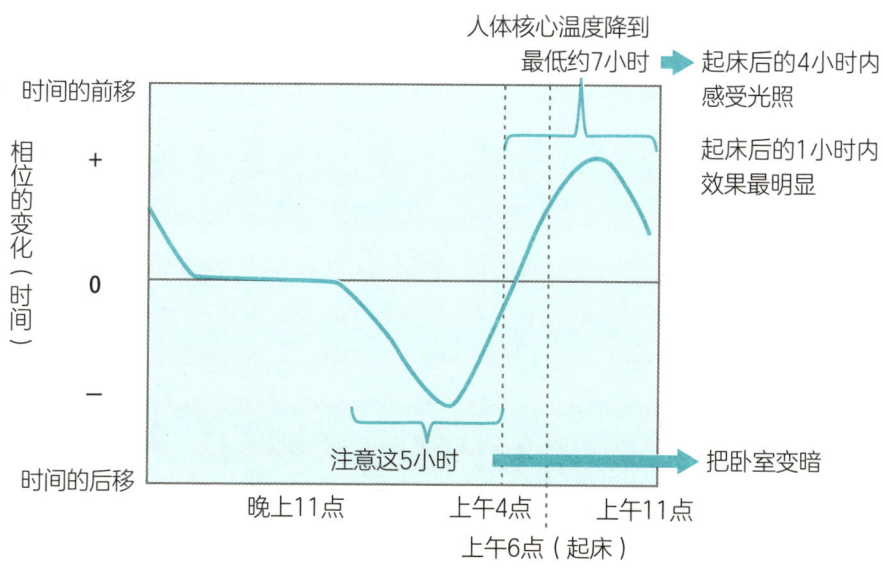

◆ 睡前3小时，把卧室光线调暗

就像早晨感受光照一样，晚上感受黑暗也同样重要。如今，即使是晚上，室内也会很明亮。如果不人为地创造一个昏暗的环境，褪黑素的分泌就会减少。一般来说，常见的吸顶灯就能照亮整个房间，房间的明亮程度大概在500勒克斯。从回到家到上床睡觉，在500勒克斯的房间里待3小时，晚上本应分泌的褪黑素就会减少50%。褪黑素能够消除白天体内累积的活性氧，缺少褪黑素的睡眠无法消解身体的疲惫。

因此，尽量降低房间的照度。关闭其他房间的灯、把读书灯放在手边，尽量避免灯光直射眼睛。大概4天，身体就会适应昏暗的环境。尝试本书稍后介绍的黑夜拉伸运动或关闭浴室灯，如此有意识地创造夜晚环境，使大脑感受到困意吧。

褪黑素

当视网膜感受到光，生物钟的最高中枢——视交叉上核便会对松果体发出指令，停止分泌褪黑素。虽然生物钟的长短因人而异，但是通过停止分泌褪黑素，我们便能够以24小时为1天而活动。

另外，基因会影响我们对光照的反应程度。有些人的基因对光更敏感、视网膜的细胞更多，受光的影响也就更大。如果在梅雨季节或阴雨连绵的日子里，会一整天都闷闷不乐，或者在12月份左右，随着日出时间变晚，起床也变得困难，那就属于受光照影响较大的类型。在这种情况下，积极主动地创造早晨和夜晚，以此来调整自己的昼夜节律。

5 通过体温调节昼夜节律

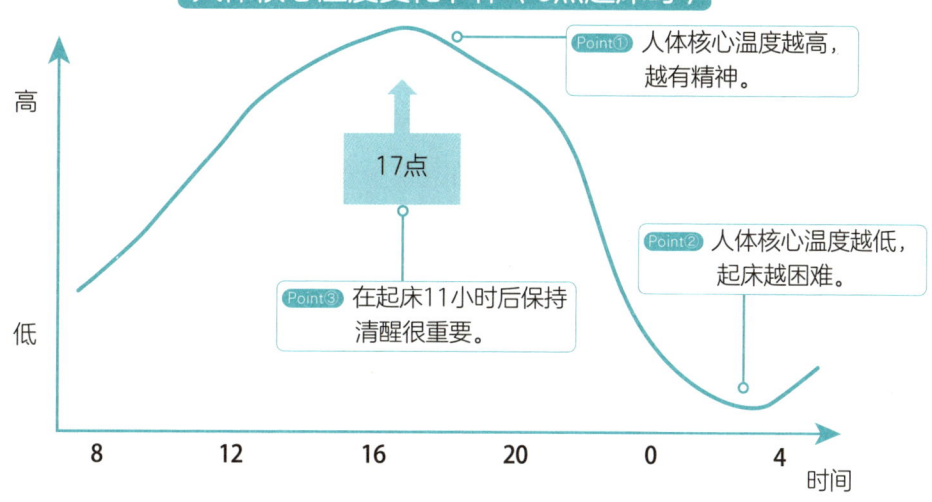

◆ 傍晚不要睡觉

人体核心温度是指内脏的温度，它会在一天之内发生高低起伏的变化。起床11小时后，人体核心温度会达到最高，在22小时后则会降到最低。人体核心温度越高，人就越有精神，随着人体核心温度的降低，起床也会越来越困难。普通体温计只能测出体表温度，人体核心温度则需要通过肛门测出。体表温度会随着外界温度的变化而变化。与体表温度不同，当外界温度过高时，身体会通过出汗来释放热量，当外界温度过低时，则会通过起鸡皮疙瘩来储存热量，如此，人体核心温度也能够保持稳定。人体核心温度也会随着时间产生周期性的变化。

利用人体核心温度的变化节律，能够使我们在白天保持精力充沛，在晚上也能酣睡一整夜。若在人体核心温度最高的傍晚睡觉，晚上将会很难入睡。

◆ **傍晚的时候做做运动**

如果问我：为了有一个好睡眠，一定不能做的事情是什么？那便是：在傍晚睡觉。如果长时间在人体核心温度最高的傍晚睡觉，一段时间后，一到傍晚，人体核心温度便会逐渐降低。如此一来，人体核心温度的变化幅度也会减小，到了晚上，本应该降低的人体核心温度也就没有下降的余地了。只有人体核心温度明显降低时，人才能够进入深度睡眠，在核心温度下降少的情况下，即使能睡着睡眠质量也会很差。

反之，在人体核心温度最高的时间段继续提高体温，夜晚人体核心温度的下降幅度便会增大，如此，也会睡得更好。在傍晚提高体温，对于高质量睡眠十分重要。

肌肉是产生热量的器官，活动肌肉能够有效提高人体核心温度。也就是说，在傍晚做做运动，有助于更好地入睡。

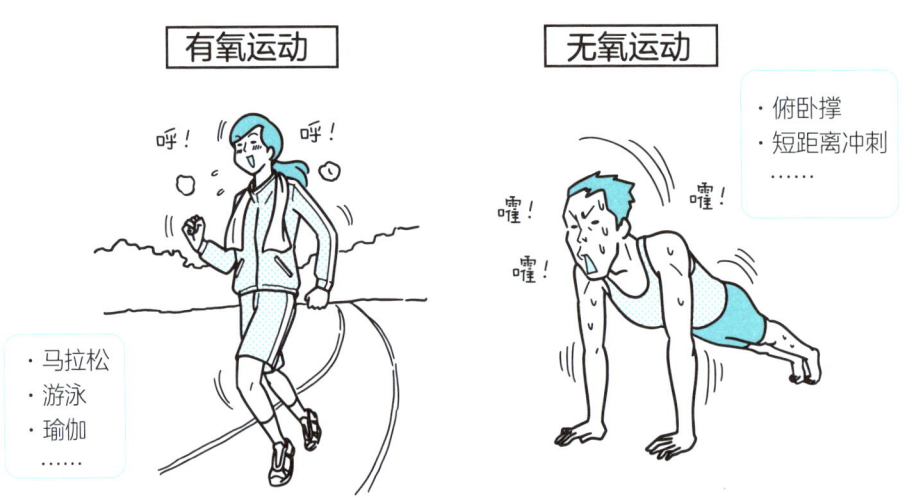

◆ 肌肉训练比有氧运动更能提高睡眠质量

　　肌肉训练能够提高我们的睡眠质量。若肌肉量增加，运动就能更有效地提高人体核心温度。另外，比起每周一天的高强度运动，每周四天的低强度运动对提高睡眠质量更有效。若是没有运动习惯，那就先试着不在休息日的傍晚睡觉。虽然在睡醒之后会更有精神，但晚上会很难睡着。如果做不到在傍晚不睡觉，那就试着不要躺下。

　　如果要提高傍晚的体温，走路比坐着有效，运动则会使体温上升得更高。哪怕不刻意运动，也可以通过其他方法提高。那哪种肌肉训练最有效呢？其实，选择之前做过的运动就好，不必特意做特别的运动，能够坚持下去才是最重要的。

人体核心温度

　　人体核心温度比体表温度更高，最高体温和最低体温之间约有1℃的温度差。可能会有人问："明明人体核心温度越高，人越有精神，那为什么人体核心温度还要上下变动呢？"那是因为人体核心温度较高，就说明细胞的分裂速度较快，这会给大脑和身体造成负担。如果一整天体温都比较高，反而会加速细胞死亡，因此就需要降低细胞的活跃程度、减轻大脑和身体的负担。当大脑受到损害、无法调节体温时，就需要使用低温疗法来降低体温，同时降低大脑的活跃程度。同样的，每晚的睡眠保证了身体在第二天能够继续活动。为了白天能够精力充沛，晚上有效降低人体核心温度是非常重要的。

◆ 身体暖和会使人体核心温度降低

也许会有人认为，只要睡觉前身体变冷，人体核心温度就会下降。但实际上，当身体暖和时，人体核心温度才会降低。这也是需要大家注意的一点。如果在睡觉前身体变冷，那么为了保持体温正常，人体核心温度就会升高。在这种状态下，我们无法进入深度睡眠，在早上睡醒后也会感到很疲惫。

虽然最好在身体暖和的状态下睡觉，但使用电热毯或是躺在被炉里睡觉，环境温度会一直较高，即使出汗，身体也无法释放热量，睡眠质量仍会下降。提高睡眠质量不能仅靠临睡觉时的方法，试着在傍晚提高体温、在睡觉时创造一个便于身体释放热量的睡眠环境吧。

体表温度和人体核心温度的关系

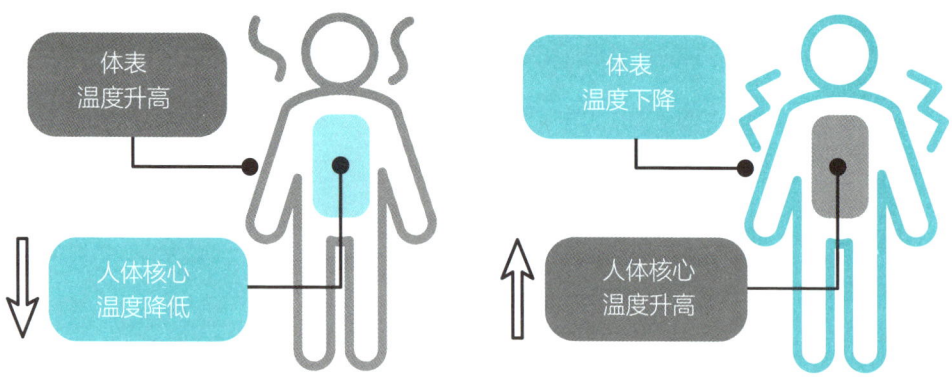

⑥ 通过大脑调节昼夜节律

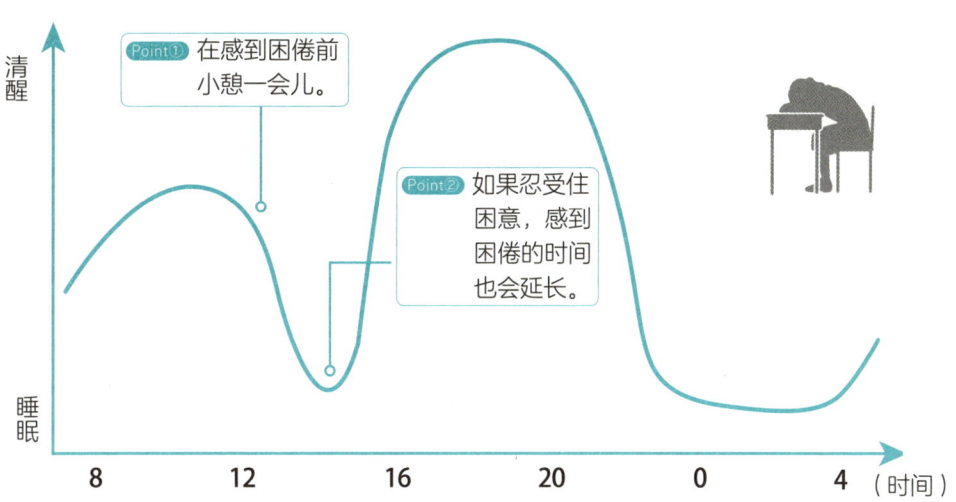

◆ 每天的这两个时间段，大脑一定会停止工作

一天中，在起床8小时后以及22小时后，我们一定会感到困倦。大家都知道，在吃过午饭后，通常会很想睡觉。但实验表明，即使每小时吃少量的一餐或完全不吃任何东西，也还是会在同样的时间段里感到困倦。饮食和感到困倦之间并没有联系。有的人能切实体会到，在起床22小时后会感受到困意，这个时候即使睡不着也会在天亮时感到轻微的困倦，或是通宵时也会迷迷糊糊地想睡。为了充分利用大脑，我们需要诱导这一规律，在该睡的时候好好睡觉，保证睡眠，这样清醒时才能精力充沛。

> 睡眠惯性

受睡眠-清醒节律的影响，我们会在起床8小时后感到困倦（6点起床，即为14点）。<u>如果这时候没能忍住困意睡着了，即使忽然醒来，也会很快再次睡着</u>，这种现象被称为睡眠惯性。睡眠的脑电波一旦出现，即使是在醒来后，也无法马上切换。在睡醒后，大脑中还会有睡眠的脑电波。这时候，我们会感到头昏脑涨，严重时还会头痛。因为我们无法从睡眠状态中立刻清醒过来，所以参照惯性定理，这种现象被命名为睡眠惯性。

如果平时睡眠充足，并且主动小憩、避免不受控制的瞌睡，出现睡眠惯性现象的可能性就会降低。防止睡眠惯性对于提高工作效率来说十分重要，为了客观地管理大脑，试试下面的小憩计划吧！

◆ 小憩计划的4个要点

想要灵活运用小憩计划，以下4点很重要。

① 在感到困倦前就闭上眼睛

为了防止睡眠惯性现象的出现，我们可以在感受到困意前就把眼睛闭上，提前防备困意。时间大约在起床6小时后。

② 闭眼1~30分钟

虽说是小憩计划，但实际上并不需要睡觉。只需要闭上眼睛，α波便会慢慢地出现。在睁开眼睛后，也会有得到放松的感觉。

③ 坐着小憩

躺下后，大脑可能会提前进入深度睡眠，夜晚的睡眠质量就会有所下降。尽量不要躺下，靠坐在椅子上也能够消除困意。

④ 说3遍醒来的时间

午休时，在闭上眼睛之前说3遍"1点半起"，那么快到1点半时，心跳就会加快，身体也会做好醒来的准备。

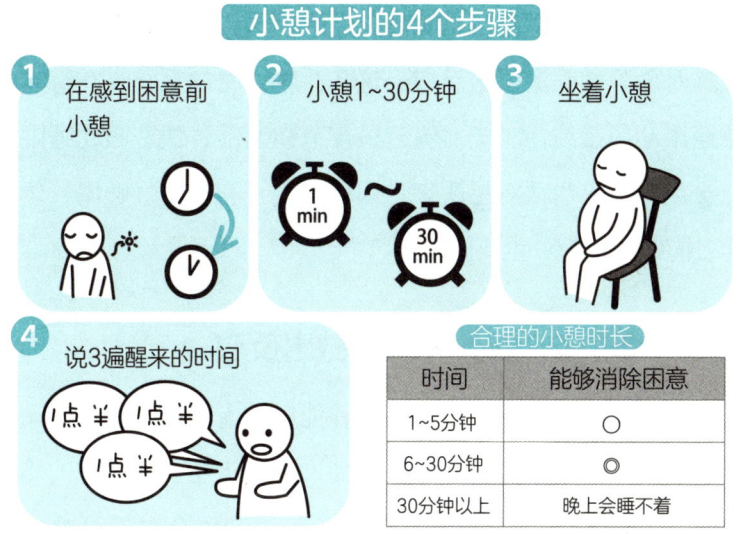

睡眠物质

现在，关于睡眠-清醒节律的形成还存在诸多疑问。睡眠物质被认为是最大的形成诱因。前列腺素D_2就是一种睡眠物质。清醒状态下，脑脊髓液中的前列腺素D_2会不断累积。随着前列腺素D_2的累积，腺嘌呤核苷也会增多。腺嘌呤核苷是白天生命活动所必需的能源——腺苷三磷酸的最终代谢物。它会增加抑制神经活动的γ-氨基丁酸，而γ-氨基丁酸又能够抑制使大脑保持清醒的组胺，由此，大脑便会进入睡眠状态。这是一个活动能源被代谢为睡眠物质的循环过程。

7 能够让人立刻起床的快速眼动睡眠

◆ 快速眼动睡眠状态下能够立刻察觉危险

人之所以能够在发生地震时醒来，是因为大脑处于快速眼动睡眠阶段，能够对危险的刺激做出反应。这是生物必备的系统。在每天的睡眠中，快速眼动睡眠约占25%，倘若昼夜节律紊乱、快速眼动睡眠增加，即使有一点声音人也很容易醒来。因此，为了有一个好睡眠，休息和危险管理之间的平衡十分重要。

◆ 乙酰胆碱增多，对外界刺激做出反应

乙酰胆碱神经群分布于脑桥背侧，能够使大脑进入快速眼动睡眠。乙酰胆碱会干预自主神经的变动，比如形成接近于清醒状态的脑电波、快速眼动、心率以及脉搏等。另外，乙酰胆碱还会对谷氨酰胺产生影响，使肌肉放松。

在快速眼动睡眠状态下，我们很容易对引人注意的对象做出反应。即使在毫无防备地睡觉，动物也会时刻监视周围是否存在天敌。但有些时候，这种系统其实是不必要的。

比如当床上有手机、电脑、书或饮料等与睡觉无关的物品时，虽然这些都是平常会注意到的普通物品，但放在睡觉的区域，大脑便会认为"住处存在外敌，有危险"，我们也会因此醒来。为了使大脑放心地进入睡眠状态，不要在床上做与睡觉无关的事，也不要在床上放与睡觉无关的物品。

8 比起理论，舒适更重要

◆ 舒适比理论更重要

睡觉不是人生的目的，而是实现人生目的的手段。在实践改善睡眠的方法时，让自己感到舒适是最重要的。从理论上来说，不困就不要躺在床上，但如果你会因此感到痛苦，也可以选择在床上看书。不安和痛苦是我们在改善睡眠的过程中首先要解决的问题。

睡回笼觉或者在周末熬夜会使睡眠节律紊乱，但如果你会因此感到快乐，那就在合适的时间，好好享受这种快乐吧。

需要注意的是，我们一定要避免这些情况在无意识中发生。比如，有时候我们并没有打算熬夜，但是因为看视频，不知不觉时间就很晚了。在这种情况下，我们不会因为这种行为感到开心，反而睡眠节律会被打乱，完全没有一点好处，要避免这种无意识的行为。

当决定"一定要早睡""休息日也要早起"时，生活可能会变得压抑。一旦决定"今晚要熬夜"，就为能够快乐地熬夜做准备吧。这样一来，紊乱的睡眠节律也能够迅速调整过来。

◆ 确认这种行为有没有让你感到舒适

科学的理论对于改善睡眠十分重要，但是仅靠理论，也无法改变我们的行为。试着客观地审视自己，确认这种行为是否让你感到舒适。摆脱成见和世俗的看法，重视自己的真实感受，才能让自己的生活更舒适。

避免"工作中毒"

过度依赖工作的"工作中毒"

"工作中毒"是指"强迫性的过度工作"。这并不是社会或经济等外界因素导致的,而是无法控制内心"必须要工作"的冲动。即使是在休息日,不工作就无法静下心的人尤其要注意。虽然人们常认为这种情况与个人性格或思维方式有关,但实际上,睡眠不足、睡眠质量下降,都容易引起"工作中毒"。

调整起床时间,增加累计睡眠时间

"工作中毒"与睡眠有着密切的联系。一项以护士为对象的研究表明,出现"工作中毒"现象的人,睡眠不足感是普通人的3.4倍,超过正常水平的困意是普通人的5.4倍,起床困难度则是普通人的2.6倍。为了避免过度沉迷于工作,改善睡眠十分重要。建议每天在同一时间起床工作,如果加班可以在第二天睡个午觉,以此来增加累计睡眠时间。

一项关于职业压力的调查显示,每月加班61~80小时的男性虽然会感到疲惫,但他们的大脑仍会十分活跃。这是因为他们能够从长时间的加班中获得一种陶醉感。科学家们推测,这可能与β内啡肽有关。在β内啡肽的作用下,身体会产生类似于"跑者的愉悦感"的效果,虽然自己感受不到身体活力下降,但仍会给身体带来负担,如果持续长时间高强度地工作,就会增加患心脏疾病或抑郁症的风险。

第 2 章

起床方法：
解决赖床、起床困难的问题

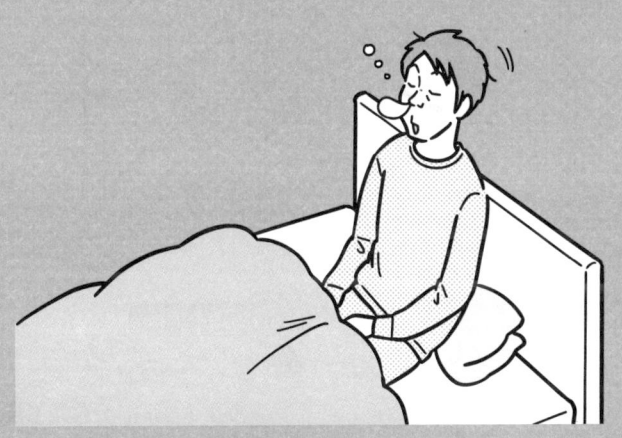

| TIPS | 地点 | 饮食 | 沐浴方式 | 光线 | 运动 | 睡眠计划 | 身心修行 |

1 坐在床上睡回笼觉

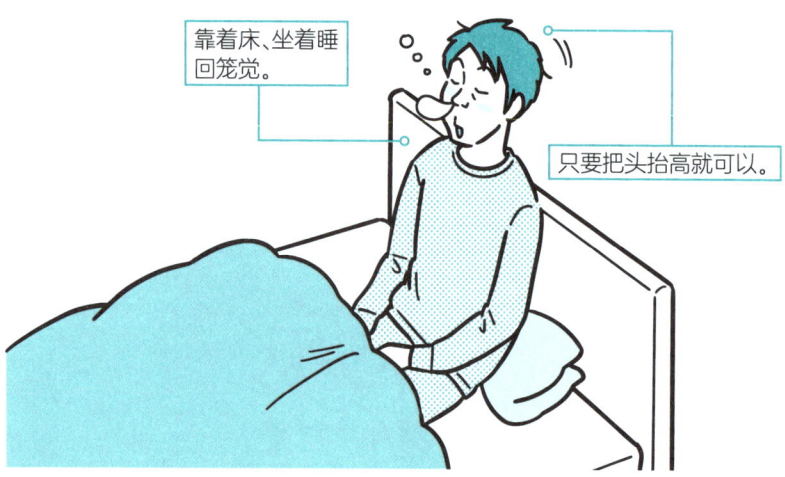

早上醒来后，会马上睡回笼觉。

靠着床、坐着睡回笼觉。

只要把头抬高就可以。

ADVICE
改变大脑的重力方向

为了避免在睡了回笼觉之后反而更疲惫，大家可以试着把头抬高。醒来后可以把枕头垫高，或者坐起来靠着床头，把原本处于水平状态的头立起来。只要把头抬高，即使睡回笼觉，也不会睡很长时间，睡醒之后的疲惫感也会大大减轻。坚持每天坐着睡回笼觉，也可以逐渐缩短从醒来到起床的时间。

理论解析

当身体从水平状态突然变为垂直状态时，受重力影响，血液会快速集中到下半身。为了减轻身体负担，将血液集中于大脑，在起床3小时前，人体便开始分泌皮质醇，以此来提高血压。睡回笼觉时，血压正处于上升状态，如果在睡回笼觉之前把头抬高，血压的调整幅度就会减小，给身体带来的负担也会减轻。

TIPS | 地点 | 饮食 | 沐浴方式 | 光线 | 运动 | 睡眠计划 | 身心管理

2 拉开窗帘睡觉

起床方法

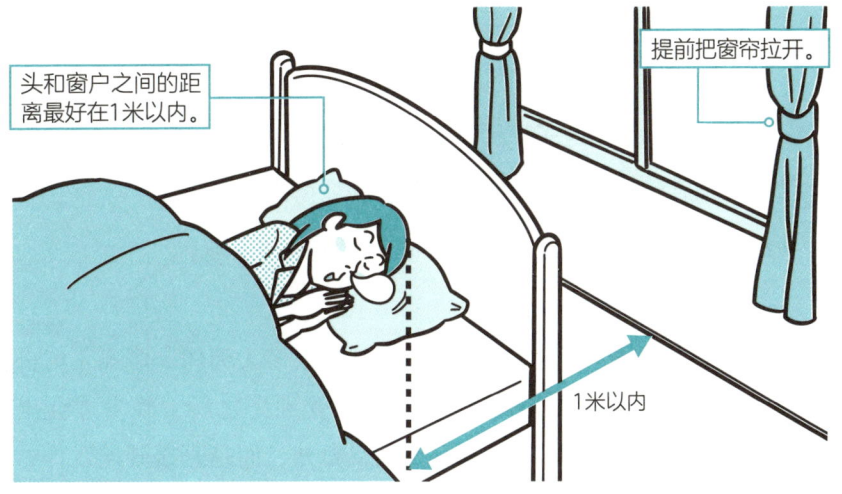

如果周末晚上熬夜，第二天就会起晚。

头和窗户之间的距离最好在1米以内。

提前把窗帘拉开。

1米以内

ADVICE
先让大脑感受到光

对于在周末有补觉习惯的人来说，突然和工作日一样早起可能会很困难。大家可以先让大脑感受到光，在这之后起床或睡回笼觉都可以。如果每个周末都能做到这一点，早上就能够自然醒。反之，早上一定要避免在昏暗的房间里睡回笼觉。

理论解析

黑视蛋白是分布于视网膜中的受体，在其感受到光后，褪黑素的分泌便会减少。虽然褪黑素在睁开眼睛后会减少得更快，但即使闭着眼睛，分泌也会有所减少。哪怕没有阳光直射，但只要在距离窗户1米以内的范围，也能够减少褪黑素的分泌。

\ 了解更多 /
和伴侣的生活习惯不同

有些人会因为伴侣不习惯早上室内太亮或起得很晚而不方便拉开窗帘，晚上也因此睡不好。即使在一起生活，习惯也会有所不同。这种情况下，如果你可以接受早上拉开窗帘，那就和伴侣商量一下，或是在醒来后去别的房间。不过，要先确认自己对光的敏感性是高还是低。如果有以下这几种倾向，那就有意识地在早晨创造明亮的环境，在晚上创造昏暗的环境吧。

- 早上看到光后，会感到头脑清醒。
- 在晚上，即使是电子产品待机时发出的微弱的光，也会让你觉得刺眼。
- 在便利店等明亮的地方待一会儿，会变得越来越清醒。
- 白天不出门、没有晒到阳光，晚上就会很难入睡。

为了防控新型冠状病毒肺炎的蔓延，很多人因居家隔离不能外出，睡眠质量变差。这是因为只有在白天感受到光之后，晚上才会出现困意。但居家办公时，我们往往不再眺望窗外，而是直接开始工作，晚上也会很难感到困倦。因此，如果白天不打算出门，就试着在睡醒后走到窗前或到阳台上去。

理论解析

有些人对光的敏感性较高，在搬到光照条件较差的房间后会出现晚上睡不着的情况。搬家或换卧室、窗户安上窗帘或百叶窗等，都有可能会对睡眠产生影响。当入睡或起床情况发生变化时，注意一下卧室的光照条件是否发生了变化。可以通过市面上的基因检测服务，检测与光敏感性相关的OPN_4基因，进而判断自己对光的敏感程度。

TIPS

③ 自我唤醒法：睡觉前说3遍起床时间

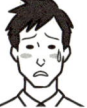

有时会听不见闹钟响。

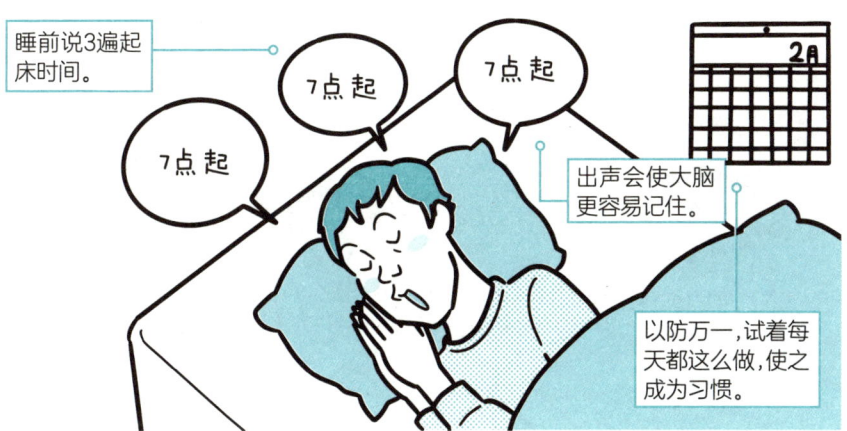

睡前说3遍起床时间。

7点起 7点起 7点起

出声会使大脑更容易记住。

以防万一，试着每天都这么做，使之成为习惯。

ADVICE
让大脑做好起床的准备

如果担心听不到闹钟的声音，就试着让大脑做好起床的准备。睡觉之前，说3遍第二天起床的时间。出声会使大脑更容易记住，但不出声、在心里默念也是可以的。通过每天坚持使用自我唤醒法，在绝对不能起晚的重要日子里，大脑自然会做好起床的准备。

理论解析

　　皮质醇在起床准备中发挥着重要的作用，它的分泌与时间的语言化有着紧密的联系。在自我唤醒法实验中，睡觉之前说出起床时间的人，60%都能轻松地按时起床。随着实践次数的增加，能够轻松起床的人也越来越多。

TIPS

4 总是起床太早，试着晚睡30分钟

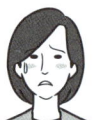

早上起得太早了。

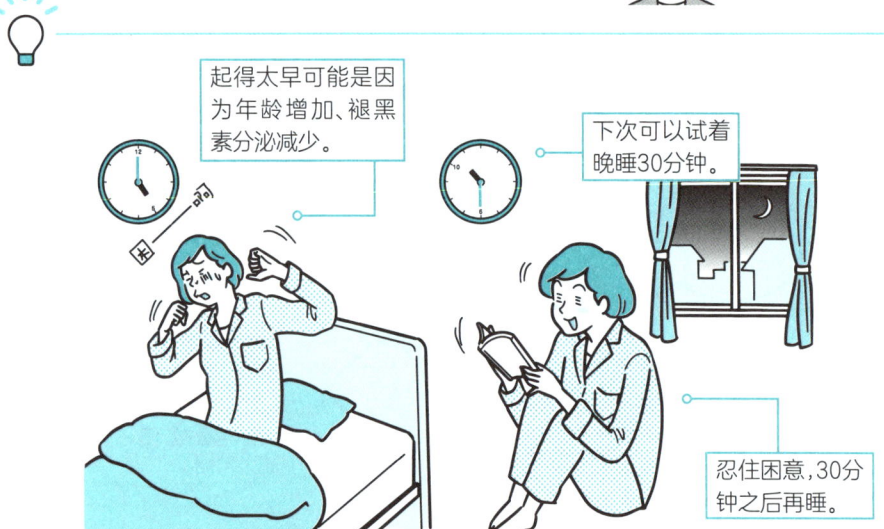

起得太早可能是因为年龄增加、褪黑素分泌减少。

下次可以试着晚睡30分钟。

忍住困意，30分钟之后再睡。

ADVICE

根据起床时间，调整睡觉时间

当早上起得太早时，许多人会选择在晚上早睡，结果却导致起得更早。这是因为"早睡 ≠ 延长睡眠时间"。为了调整起床时间，大家需要做的是晚睡晚起。先试着将睡觉时间推迟30分钟，在之后的几天里都按照推迟后的时间睡觉，然后在此基础上试着再推迟30分钟，如此不断重复，直至把起床时间调整到理想时间。

理论解析

由于年龄的增加等原因，褪黑素的分泌会有所减少，睡眠节律也会整体向前推移。这会导致我们很早就感到困倦、很早地醒来。这种情况下，不必只依靠褪黑素的分泌规律，试着自己掌握睡觉时间。尝试推迟睡觉时间，让早上醒来的时间向后推移。这样一来，实际的睡眠时间也不会缩短。

TIPS 5 不过度依赖"持续响铃"功能

> 常常提前设定闹钟,并且使用"持续响铃"功能。

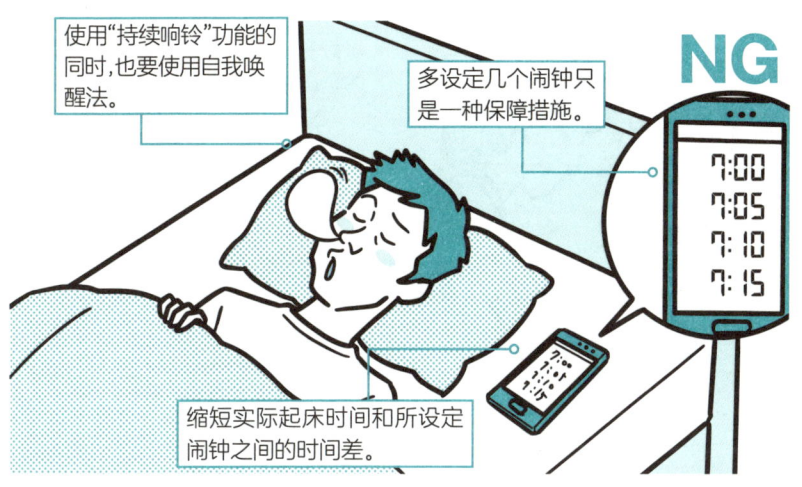

使用"持续响铃"功能的同时,也要使用自我唤醒法。

多设定几个闹钟只是一种保障措施。

缩短实际起床时间和所设定闹钟之间的时间差。

ADVICE
越依赖"持续响铃"功能,起床就越困难

使用"持续响铃"功能的人一定很多吧。关上一个闹钟,5分钟之后,又会有新的闹钟响起。实验表明,越是使用"持续响铃"功能,越难在目标时间起床。在使用这个功能时,也一定要使用自我唤醒法。"持续响铃"只是一种保障措施,如果能够连续两周成功使用自我唤醒法,那就不必依赖这一功能了。

理论解析

皮质醇能帮助调节生物钟,"持续响铃"功能会使皮质醇分泌失衡,继而引发失眠或嗜睡等睡眠问题。如果不使用自我唤醒法给大脑预告,闹钟的声音刺激就会影响睡眠,而且每5分钟不断重复响起,也会使起床时间变得难以掌控。

TIPS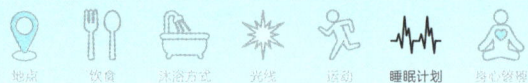

6 按照实际起床时间设定闹钟

本想早上6点起床,却睡到了10点。

根据当天的起床时间设定闹钟。

最好在周末等休息日尝试。

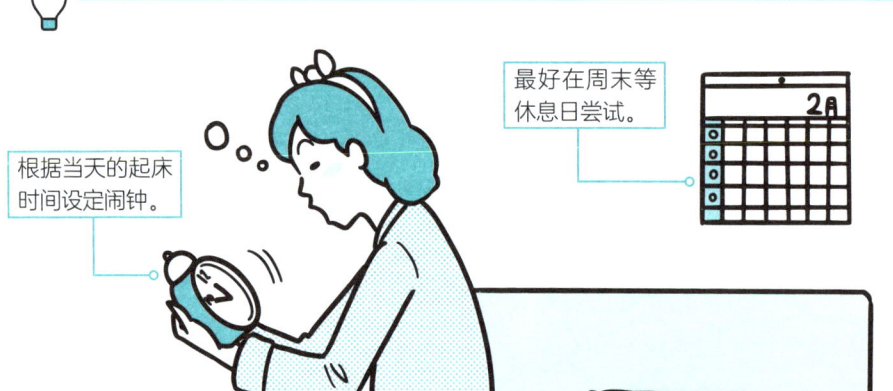

ADVICE
比起理想时间,大脑更需要知晓实际起床时间

本想早上6点起床,却睡到了10点,这说明大脑最终完成起床准备的时间是10点。按照这一时间,把闹钟设定在10点,并在睡觉前说3遍"10点起"。第二天就会在9点50分左右醒来。在此基础上,再将闹钟设定在9点50分,次日就会在9点30分醒来。如此不断地重复、调整,就能找到理想的起床时间。

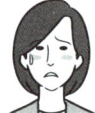

理论解析

早起意味着昼夜节律向前调整。但是,只有当目前的昼夜节律能够使我们轻松地醒来时,才存在向前调整的可能性。因此,要先保证在目前的起床时间能够轻松地醒来,然后在此基础上再慢慢地调整昼夜节律。

TIPS 7

把起床时的心率作为改善睡眠的指标

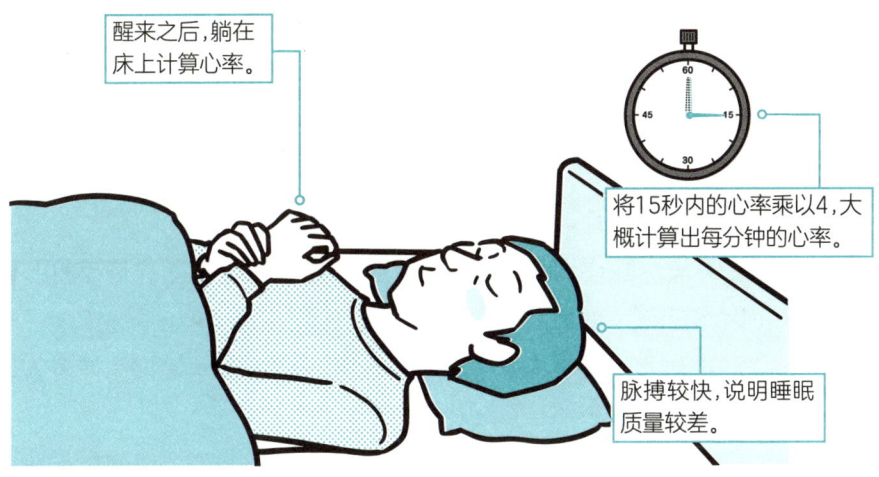

早上感觉很累,起不来……

醒来之后,躺在床上计算心率。

将15秒内的心率乘以4,大概计算出每分钟的心率。

脉搏较快,说明睡眠质量较差。

起床方法

ADVICE
通过记录数值来提高睡眠质量

　　数一数起床时的心率吧。睡眠状态下,我们的血压、呼吸频率降低、心跳变慢,因此起床后的脉搏也会比平时更慢。清醒状态下的心率通常是每分钟60~100次,而刚起床时的心率可能会低于这一数值。

　　如果每天都计算心率就会发现,在疲惫时或白天感到困倦时,脉搏通常会比较快。试着将这一情况数值化,并作为改善睡眠的标准。

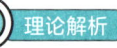
理论解析

起床时的心率反映了睡觉时自主神经的活动情况，**作为了解睡眠质量最便捷的监测对象，运动员在身体管理时常会对心率进行监测**。在加班或出差后，通过监测心率，来了解在休息几天后身体能够恢复到平时的状态，进而科学地休息。

1天之内，自主神经的活动先是变得活跃，随后又会趋于平静。在早上醒来的3小时之前，血压开始升高、心率开始加快，而在醒来14小时后，数值便突然开始降低。如果早上7点起床，那么凌晨4点，心率便开始加快，晚上9点便开始急剧降低。这是人体本来就具备的自主神经的节律，如果能够在生活中顺应这一节律，大脑和身体的机能便会得到提高。

\ 了解更多 /

临睡前总是忍不住玩手机，该怎么办

有许多人会在咨询睡眠问题时提到"晚上总是忍不住玩手机，睡觉时间也因此变晚"。对此我的建议是试着在晚上9点"停止营业"。

"停止营业"这个词好像更容易理解，通过这一建议，许多人都能够合理安排自己的夜生活了。

如果有了一个固定的结束时间，并且这一时间不由我们自己决定，那么我们就会重新安排自己的活动，以保证在结束时间之前完成所有的事情。

虽然随时随地、想做就做看似很方便，但所有的活动都需要自己做选择。而从一个一个选择中选出最合适的活动非常难，也会给大脑造成负担、消耗能量。因此在一定程度上限制活动，能够避免消耗不必要的能量，使大脑更加轻松。

收缩压

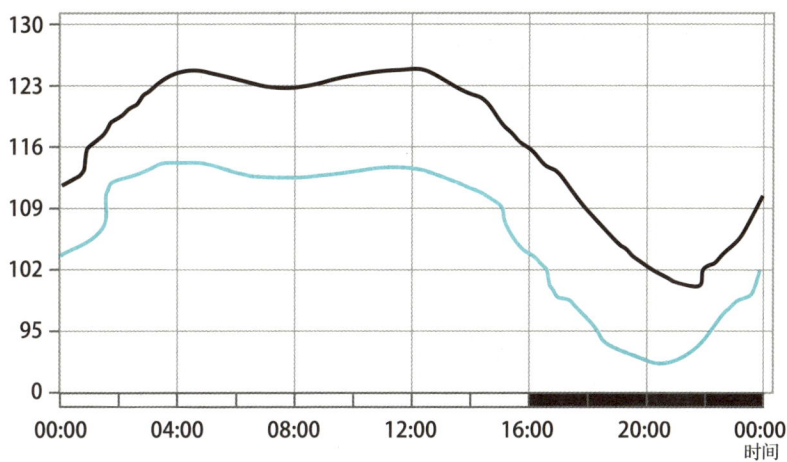

心率

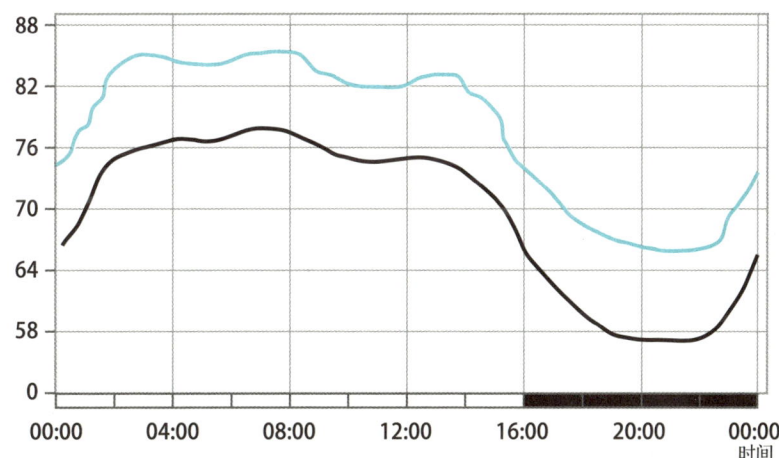

来源:p<0.05 FROM–TEST ADJUSTED FOR MULTIPLE TESTING

健康成年人的血压和心跳数在24小时内的变化

横轴表示时间轴,以0点为基准,黑色为睡眠中。黑线为男性,蓝线为女性的数据。可以观察到,收缩压和心率都会在觉醒期上升,在睡眠中下降。本图表中只引用了收缩压数据。

TIPS

8 洗完澡后用冷热水交替冲洗膝盖以下3次

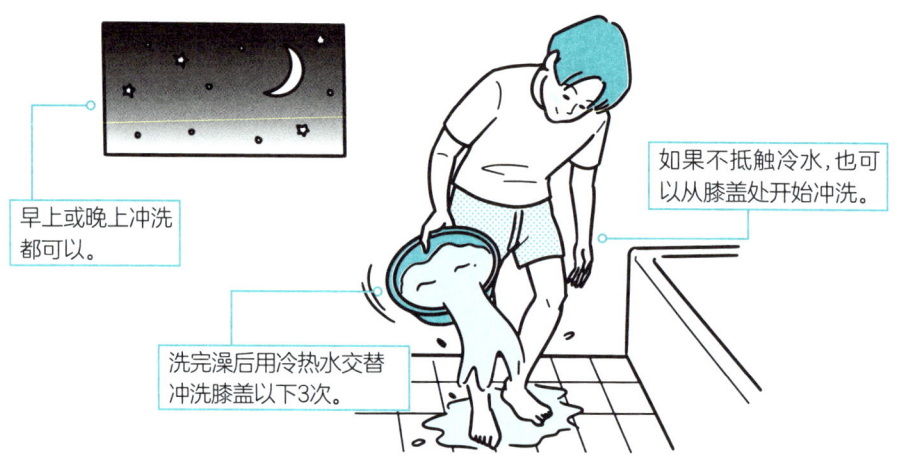

早上起床后会头晕、恶心。

早上或晚上冲洗都可以。

洗完澡后用冷热水交替冲洗膝盖以下3次。

如果不抵触冷水,也可以从膝盖处开始冲洗。

ADVICE
让身体能够轻松起床

有时即使睡醒了,但站起来时仍会感到头晕、恶心,这是因为从心脏流出的血液没有充分到达大脑和其他内脏。为了缓解这种情况,试着在早上、晚上或者洗完澡后,用洗脸盆接冷水冲洗膝盖以下,再马上用热水冲洗,如此反复3次。通过外部刺激,使大脑一旦开始准备起床,身体就能立刻做出反应。

理论解析

因为雄性激素和雌性激素都会抑制皮质醇的功能,所以在性激素分泌迅速增加的中学时期,早晨起床会变得尤为困难。当脑部供血不足时,我们会感到头晕;当脑部供血充足、内脏供血不足,就会感到恶心。

\ 了解更多 /
补充水分是缓解头晕的第一步

小时候在学校参加大型集体活动，可能会因为长时间站立而感到恶心、头晕，脸色也会突然变差。这种症状被称为直立性调节障碍。为了缓解这一症状，首先要做的是补充水分、防止脱水。只有血液量足够，才能保证大脑和内脏供血充足。建议每小时喝一次水，防止脱水。

另外，还可以冷热水交替洗浴。冷水洗浴，使血管收缩、血压上升；热水洗浴则会使血管扩张、血压下降。而冷热水交替洗浴会使血管的反应更加迅速。桑拿房和温泉会馆等场所常会将这种洗浴方式作为健康管理的方法。

我们可以在家里试着用冷热水交替冲洗膝盖以下部位。这一方法可以锻炼身体从距离最远的脚部吸收水分的能力，进而保证脑部供血充足。冬天用冷水洗脚对很多人来说都有困难，但并非一定要非常冷的水，只要和热水之间有个温度差就可以。

起床方法

直立性调节障碍的表现

- 早晨起不来等直立失调症状
- 头痛、站起来后感到恶心
- 全身倦怠
- 头晕
- 心悸
- 食欲不振
- 注意力不集中
- 心情低落
- 睡眠障碍
- 焦躁不安

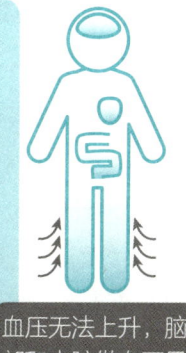

血压无法上升，脑部和内脏供血不足

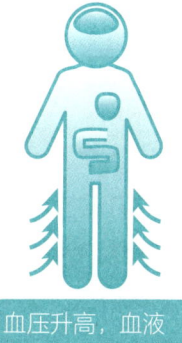

血压升高，血液循环正常

TIPS

⑨ 醒来后马上换衣服

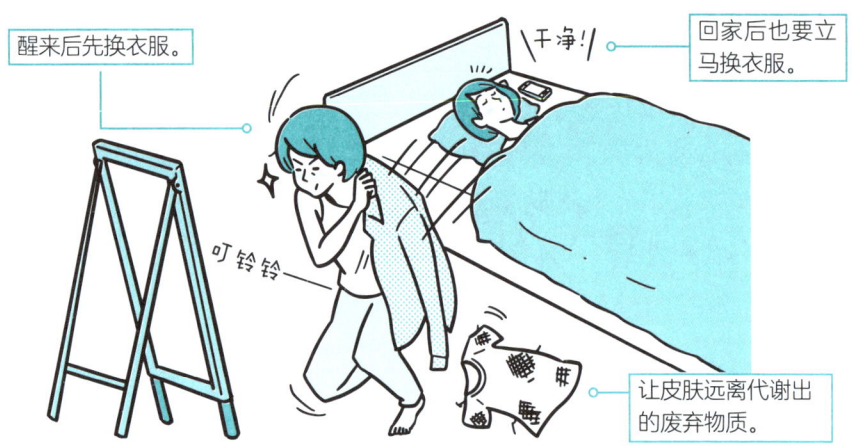

早上身体很痒。

醒来后先换衣服。

干净！

回家后也要立马换衣服。

叮铃铃

让皮肤远离代谢出的废弃物质。

ADVICE
不要让皮肤接触睡觉时产生的废弃物质

睡觉时，人体会通过流汗排出体内产生的废弃物质。睡醒后，与炎症、过敏反应等有着紧密联系的组胺会加速分泌。在组胺分泌迅速增多的早上，如果皮肤还接触废弃物质，就会引起皮肤瘙痒。因此，只要在早上醒来后马上换掉睡衣，让皮肤远离代谢出的废弃物质，皮肤瘙痒的症状就能够得到缓解。

理论解析

过多的组胺会引起过敏反应，因此抗组胺药物常被作为治疗过敏的药物使用。但是，因为组胺与大脑的清醒有关，所以抗组胺药物有让人感到困倦的副作用。药店销售的睡眠辅助药就利用了抗组胺药物的这一特点。

TIPS　地点　饮食　沐浴方式　光线　运动　睡眠计划　身心管理

10 吃早餐前断食10小时

起床方法

虽然常说早餐很重要，但吃了早餐后还是没有精神。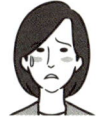

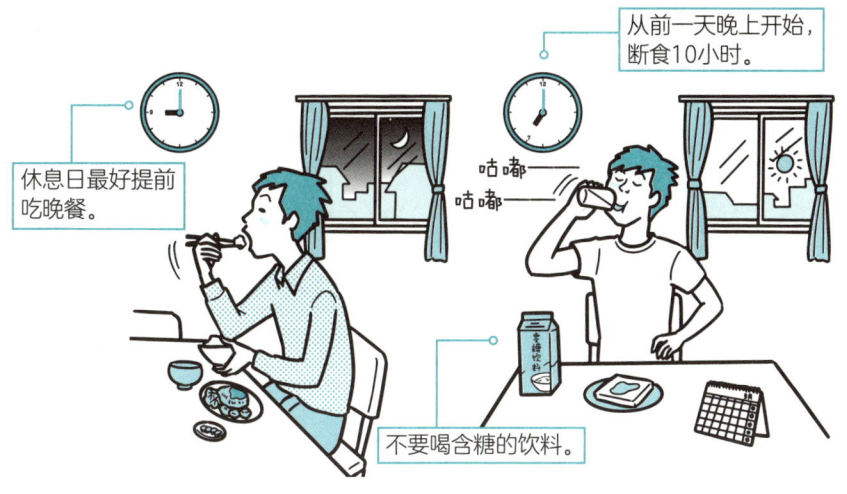

休息日最好提前吃晚餐。

从前一天晚上开始，断食10小时。

咕嘟——
咕嘟——

不要喝含糖的饮料。

ADVICE
断食10小时后的早餐让大脑更清醒

昼夜节律始于长时间断食后的第一餐。在一日三餐的情况下，晚餐和早餐之间相隔的断食时间最长。合理的断食时间为10小时。如果在连休的最后一天能提前吃晚餐，避免喝含糖量过高的饮料，或延长断食时间，那么在第二天吃过早餐后，昼夜节律也会就此开始。另外，这也能帮助我们摆脱节后综合征，避免从上午就感到疲倦。

理论解析

与光线和人体核心温度一样，饮食也会对昼夜节律产生影响。断食能够减少不必要的能量消耗、提高能量的利用效率，是生物所具备的生存策略。反之，一直吃零食则会导致昼夜节律紊乱、能量利用率低、更容易感到疲惫。

TIPS

11 早餐可以吃高GI食物

从早上起床到开始工作，总会花费很长时间。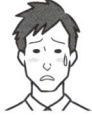

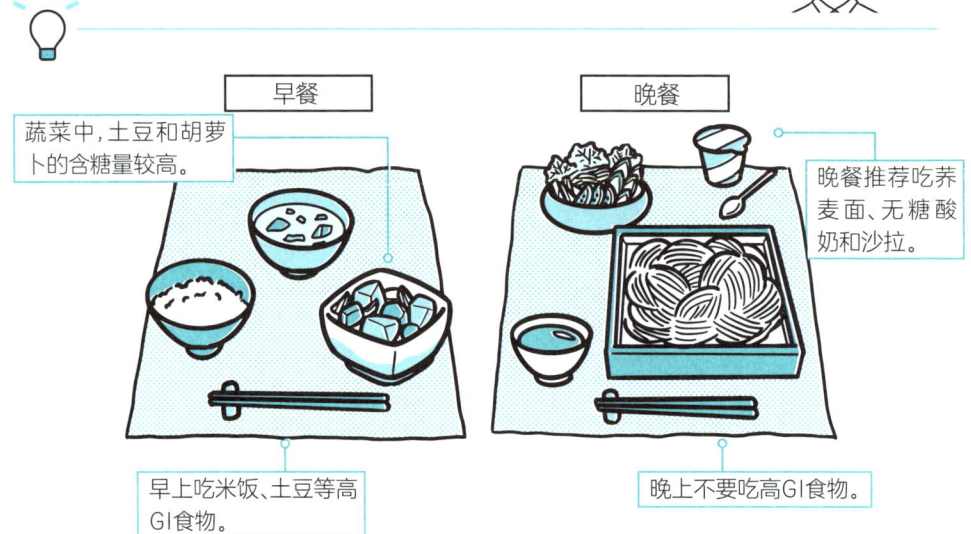

ADVICE
高 GI 食物让身体的昼夜节律更容易变化

试着在早餐里加一种含糖量较高的食物吧。高GI食物会使身体的昼夜节律发生较大变化。在早于平常起床时间2小时吃高GI食物，昼夜节律便会前移，我们也会更快地投入工作。但是在睡觉之前吃高GI食物，会使昼夜节律后移，进而导致早上起床困难。因此，早上要吃得丰富，晚上要吃得清淡。

 理论解析

GI，即血糖生成指数。GI表示食用某种食物后的血糖升高程度。甜食以及富含油脂的食物，GI会更高，而海藻等健康食物的GI比较低。可以根据检索食物的GI，选择在早餐中加入一种高GI食物，或者在晚上吃东西时避开高GI食物。

TIPS

12 在起床前1小时打开空调，提高室内温度

冬天室内温度太低，起不来。

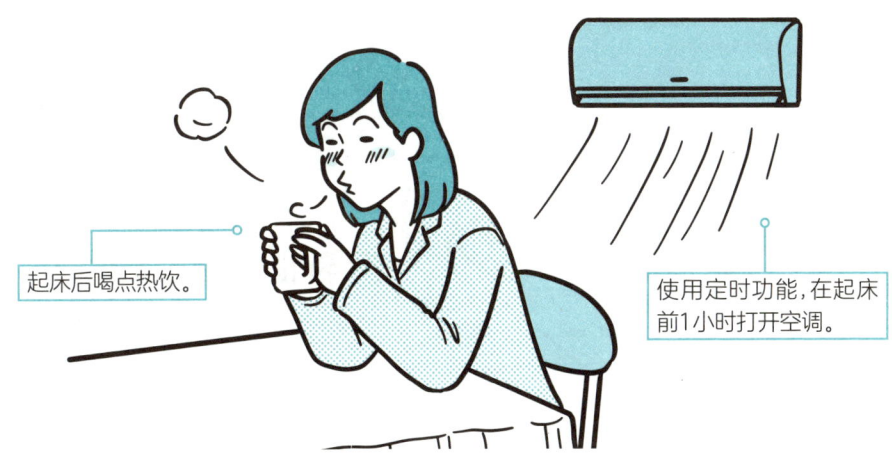

起床后喝点热饮。

使用定时功能，在起床前1小时打开空调。

起床方法

ADVICE

提高室内温度，有助于人体核心温度的上升

从起床前的2小时开始，人体核心温度会逐渐升高，这个时候，如果能进一步促进人体核心温度的提高，起床也就更容易。冬天，早晨室内温度低，人体核心温度的上升速度变慢，起床会更困难。因此，可以使用空调的定时功能，在起床前1小时打开空调提高室内温度。起床后，可以喝一些热饮，进一步提高人体核心温度。

理论解析

在起床的2小时前，人体体温最低，这个时候我们会感到冷，身体活动也会大大减少。从此时开始，人体核心温度便逐渐上升，而上升速度越快，身体活动也越容易开始。这时，如果外部环境支持这一变化规律，昼夜节律会更加协调，人体核心温度也会上升得更快，起床也就更容易了。

TIPS

13 自我评估回笼觉的睡眠效果

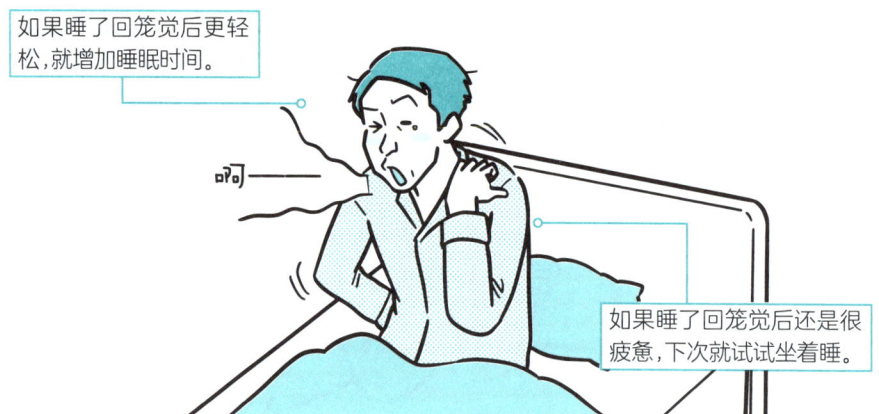

早上总是忍不住睡回笼觉。

如果睡了回笼觉后更轻松，就增加睡眠时间。

如果睡了回笼觉后还是很疲惫，下次就试试坐着睡。

ADVICE
回笼觉是为了进一步恢复身体精力

与第一次睡醒相比，回笼觉会使身体精力进一步恢复。大家可以对回笼觉的睡眠效果做自我评估。如果在睡了回笼觉后会更轻松，那就说明平时的睡眠时间不足，需要提前睡觉，增加累计睡眠时间。但如果睡了回笼觉后反而更疲惫，那就说明在第一次醒来后，睡眠已经结束，如果实在不想起还想睡，可以试一下坐着睡。

理论解析

即使在皮质醇的作用下，身体已经做好了起床准备，但如果继续躺着，皮质醇的分泌就会时增时减，变得不稳定，起床也会更困难。事实上，并不是简单的周末补觉就能够恢复体力，也会出现睡了回笼觉后反而更累的情况。为了避免适得其反，试着自我评估一下回笼觉的睡眠效果，并做出调整吧！

TIPS

14 工作日和休息日的起床时间差控制在3小时以内

起床方法

本想在周末补觉,反而睡不着。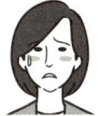

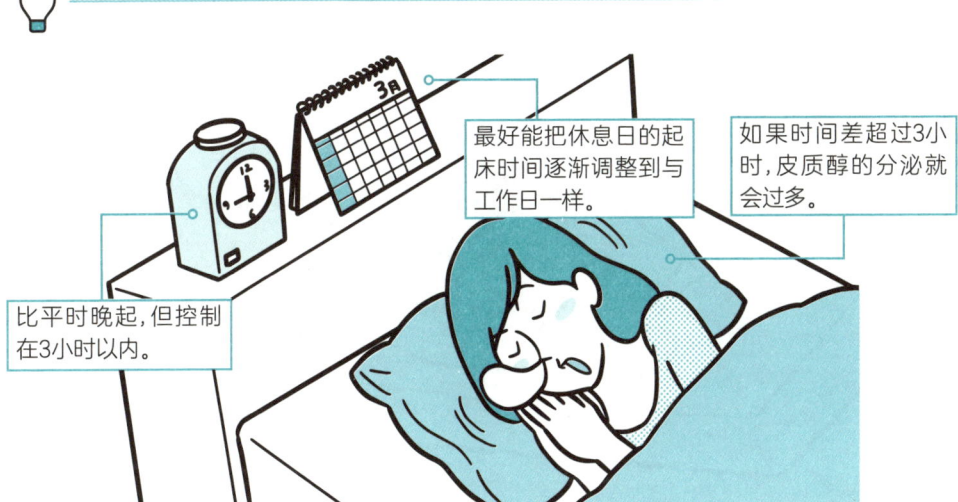

最好能把休息日的起床时间逐渐调整到与工作日一样。

如果时间差超过3小时,皮质醇的分泌就会过多。

比平时晚起,但控制在3小时以内。

ADVICE
把起床时间差缩短在 3 小时以内

能够将起床时间差缩短在3小时以内的人,出现心理失调的可能性也比较小。相反,越是处于心理失调初期的患者,早上起床也越困难。持续有意识地在周末补觉,可能会导致心理失调,最好能够统一起床时间。突然统一起床时间可能比较难,可以先试着将工作日和休息日的起床时间差缩短在3小时以内。

 理论解析

与工作日相比,如果休息日晚起3小时以上,起床后可能会出现焦躁不安、不想做事情的情况。这是因为皮质醇在白天也在不断分泌。另外,缩短起床时间差也有利于大脑的健康。

TIPS

15 确定睡眠时限,延长绝对清醒时间

休息日在家睡了一整天……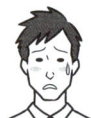

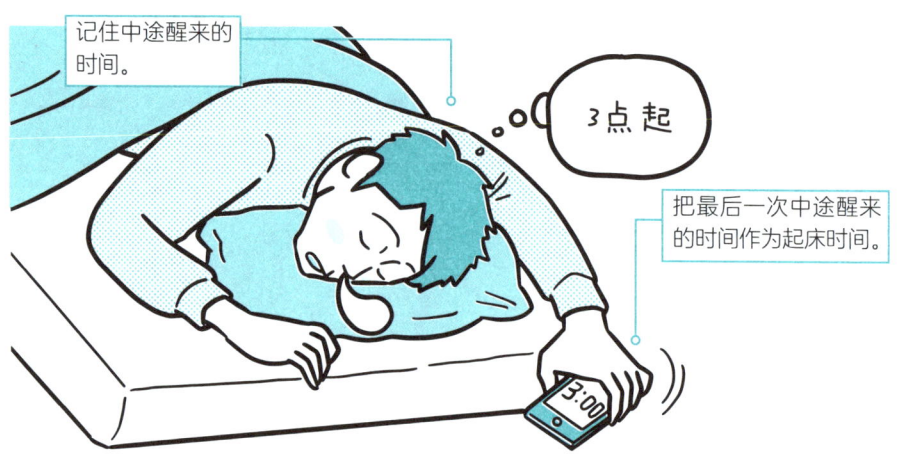

记住中途醒来的时间。

3点起

把最后一次中途醒来的时间作为起床时间。

ADVICE
延长绝对清醒时间

　　不论睡多长时间,在19点到21点这个时间段内,大多数人都处于清醒状态。只要延长这一段绝对清醒时间,即使总的睡眠时间缩短了,也能够轻松地起床。例如,如果在7点、10点、13点、15点、18点都会醒来,那就先试着在15点醒来后,就不再继续睡。如果能坚持一周,就再试着从13点以后不再继续睡。如此,逐渐延长绝对清醒时间。

\ 了解更多 /
一直睡到中午的人需要确认这些事情

当本想早起却一不小心睡到过午时，许多人在醒来后都会有挫败感和罪恶感。这个时候，可能会有人为了早起，设置好几个闹钟，但是，希望大家能够先确认在长时间的睡眠后会不会感到轻松。

如果只是几天里有1天或是只在休息日才会睡很久，并且在睡醒之后感到浑身轻松，也不影响晚上的睡眠，那就说明身体有睡眠需求才会睡很久。只要不影响生活，就不必刻意调整，重要的是集中长时间睡眠的时间段。如果睡眠时间段比较分散，那就可能会因为一些小事发生变动，引起入睡或起床困难。

另外，也要区分睡眠以及清醒的时间段。除了夜晚主要的睡眠时间段和长睡眠状态下的睡眠时间段，其他时间最好保持清醒。

相反，如果在睡了很长时间后反而感到疲惫或是白天睡得太久，晚上睡不着，那就需要将白天分散的睡眠时间集中到晚上。最重要的是通过睡眠，使大脑和身体得到休息。

如果在睡醒后反而感到疲惫，那就说明这一部分的睡眠是多余的，可以在上一次醒来后就不再接着睡，这样也能够保证睡眠和清醒的平衡。坚持这一点，就可以逐渐将睡眠集中到1天1次、只在晚上睡，进而提高晚上的睡眠质量。

> **理论解析**
>
> 明确区分睡眠的核心时间和绝对清醒时间，睡眠到清醒的节律变化幅度也会增大。另外，因为清醒和睡眠获得了良好的平衡，所以不仅睡眠质量能够得到提高，即使是短时间的睡眠，睡醒后也会感到轻松。

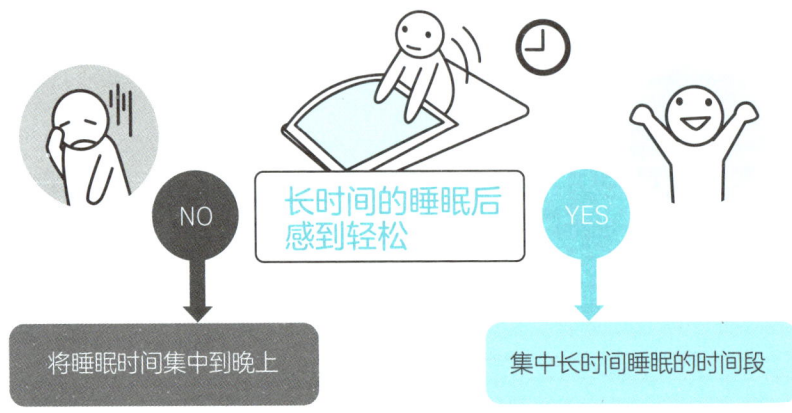

NO	长时间的睡眠后感到轻松	YES
将睡眠时间集中到晚上		集中长时间睡眠的时间段

理论解析

　　至少7天以上每晚睡眠时间超过10小时的人属于长睡眠者。 有报告称，约2%的男性以及1.5%的女性属于长睡眠者。但长睡眠是天生的还是后天原因导致的，目前尚不明确。长睡眠者在白天的睡眠时间段很少发生变化，并且在长时间的睡眠后会感到轻松，另外，如果强制延长晚上的睡觉时间，白天的困意也会有所消退。

　　曾有人在咨询中提到"通过浏览网上的信息，觉得自己属于长睡眠者"。这个时候我一般会建议对方将疲惫状态下的睡眠和有睡眠需求的睡眠区分开来，再做观察。并不是在疲惫状态下睡觉时间长就属于长睡眠者。这种情况多是因为没有完全清醒所以又进入了睡眠状态，也可能是由于睡眠惯性，醒来后大脑中仍然存在睡眠的脑电波。

　　因此，疲惫状态下的睡眠虽然睡眠时间长，但大多数人在睡醒后并不会感到身体轻松，仍会觉得不舒服。这时，我们需要确定睡眠时限，设定睡眠时间段和绝对清醒的时间段，绝不在睡眠时间段之外睡觉，将睡眠时间和清醒时间区分开来。这样一来，就能够逐渐缩短睡眠时间，并且调整好身体状态了。

TIPS

地点　饮食　沐浴方式　光线　运动　睡眠计划　身心管理

16 在想要早起的前一天早上，出门沐浴阳光

> 为了第二天早起打高尔夫很早就睡了，但却睡不着。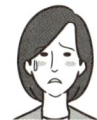

起床方法

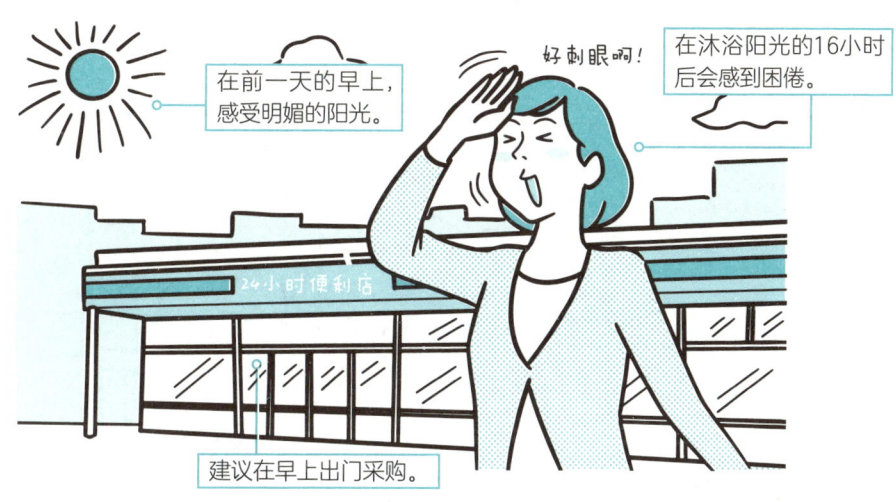

- 在前一天的早上，感受明媚的阳光。
- 好刺眼啊！
- 在沐浴阳光的16小时后会感到困倦。
- 建议在早上出门采购。

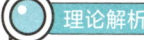

ADVICE
从前一天的早上开始就为早起做准备

如果想要早起，就在前一天的早上走出家门，让大脑感受强烈的阳光。16小时后，褪黑素分泌节律的变化幅度就会增大，晚上也会提前感受到困意。在感到困倦后立刻睡觉，即使比平时睡得早，也能够顺利入睡，早上早起也会更容易。若是在几天前就开始在早上外出，那么在需要早起的日子里，顺利早起的可能性也就更大。

理论解析

昼夜节律会受到前一天节律的影响，因此很难突然早起或早睡，反而会引起入睡困难或起床困难。

想要充分利用昼夜节律，需要提前做好准备，而让大脑感受强烈的光照就是一种方法。

051

TIPS

17 在2月末和8月末的早上感受阳光

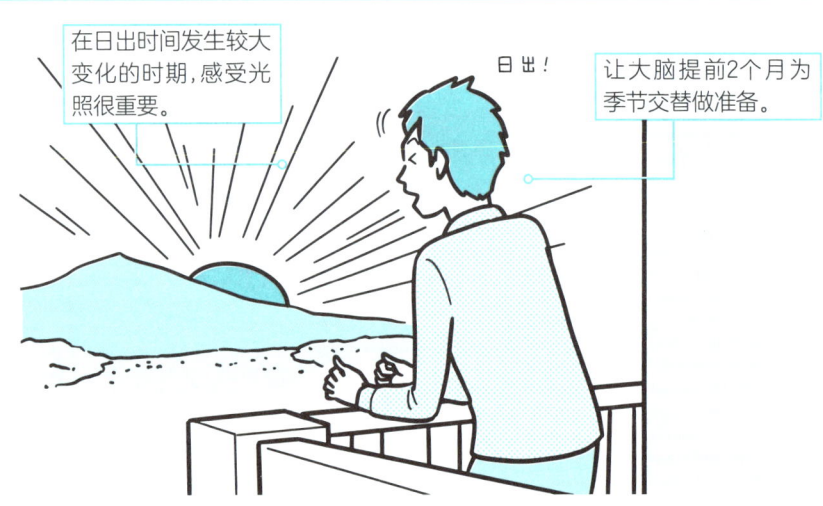

一到5月，整个人都变得无精打采。

在日出时间发生较大变化的时期，感受光照很重要。

日出！

让大脑提前2个月为季节交替做准备。

ADVICE
2月末的光照能够预防"5月病"

在日出时间发生较大变化的2月末和8月末，让大脑感受光照，能够预防"5月病"和冬季抑郁症。

2月末的气温还比较低，但8月末不仅天气暖和，白昼时间也比较长，虽然很难感受到季节的变化，但是如果在早上醒来后走到阳台上，或是窗户附近，就可以让大脑为季节交替提前做准备。这样也能有效缓解春季疲倦、精神萎靡以及秋季焦躁不安、暴饮暴食、入睡困难等问题。

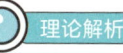
理论解析

北半球的夏季气压降低、气温升高，冬季则相反。自主神经会调整身体状况以适应季节变化。

初春气温开始上升，新陈代谢也逐渐加快，身体负担因此加重。为了减轻肠胃等内脏活动的负担，副交感神经开始变得活跃。此时身体会处于情绪稳定、内脏活动增强的状态。但是，如果在初春搬家或是生活环境发生变化，交感神经的活动则会增强，导致副交感神经过度活跃，我们也会因此突然变得没有精神，从而导致运动不足，甚至摄入过多糖分等。

到了秋季，为了维持基础体温，交感神经会使血压和心率升高。这个时候，虽然夜晚变长，但持续熬夜会使交感神经难以平静，我们也会变得焦躁不安、容易暴饮暴食。

在季节交替的2个月前，身体的调整便开始了。在此过程中，早晨感受光照的时间段以及光照强度至关重要。 每天早上醒来后走到窗边，大脑就能从此时的光照中接收到信息，并开始为季节交替做准备。身心也就不会因为季节变化而出现不适。

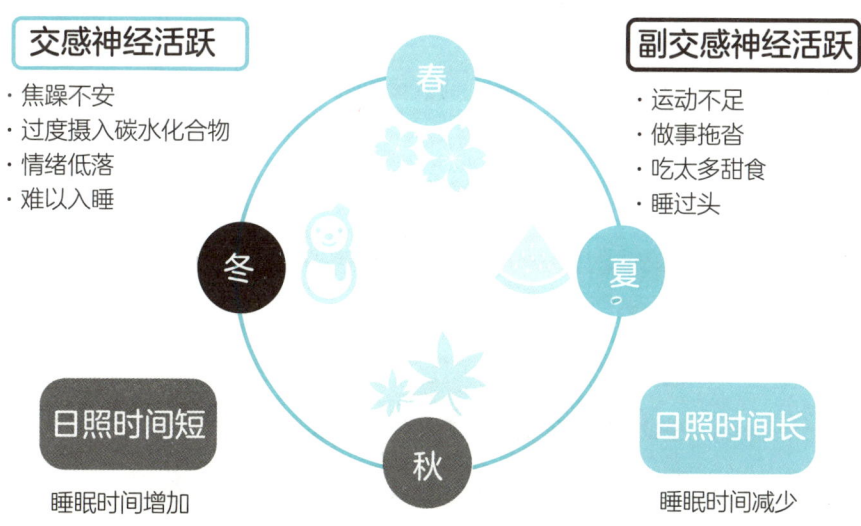

一周内坚持4天就能养成习惯

让大脑积累成功的经验

虽然明白只要尽力做就好，但仍有人会因为失败而受挫。为了改变自己的行为，首先要明确哪些事情是自己做不到的，然后避开。大脑会根据以往行为的相关记忆，来为下一次的行为做准备，因此行为是无法突然改变的。但是，我们可以只改变其中一个步骤或是只改变行为的顺序。一周内能够坚持4天，这一行为就会变成标准行为，而其他行为都不再属于选择对象，这也能够大大减少大脑的耗能，习惯也会因此改变。

学会分解任务

为了改变大脑的活动，尽量选择自己能够完成的任务，尽量避免失败，也就是零错误学习（Errorless Learning）。对于无法完成的任务，可以将其分解成为能够完成的小任务，分步骤进行。只要一周能够坚持实践4天以上，就能形成习惯。

通过分步骤进行的方式，在工作中或做家务时，不断地积累小的成功。

例如，如果收拾房间对你来说很困难，那就把这一任务进行分解。比如分解成把文件放入文件夹、把书放进书架、把东西归位、把手机放回充电的位置……将难以完成的任务分解成一个个能够完成的小任务。即使一个任务分解出了许多步骤，也不需要全部完成。

可以画一个九宫格，将分解出的小任务分别填入9个格子中，完成一项就划去一个格子，最后只要横着、竖着或斜着能够连成一条线就是成功！将必须完成的任务分解为9个小任务，也就更容易积累小的成功。

第 3 章

入睡方法：
解决明明很累却睡不着的问题

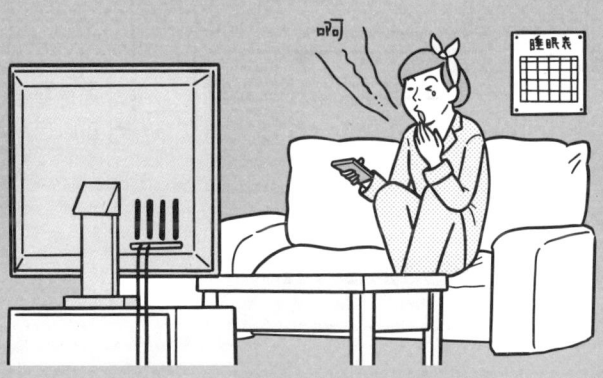

TIPS

18 发现困意出现的信号

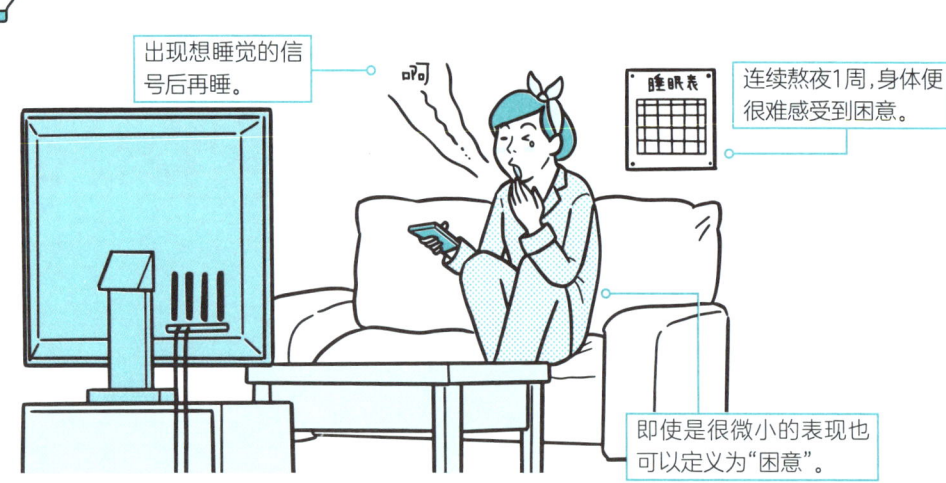

即使到了晚上也不困。

出现想睡觉的信号后再睡。

连续熬夜1周,身体便很难感受到困意。

即使是很微小的表现也可以定义为"困意"。

ADVICE
连续熬夜 1 周,就会很难感受到困意

平时晚上12点睡觉的人,连续1周熬夜到凌晨1点,就会渐渐地很难在晚上12点感受到困意,进而导致睡觉时间越来越晚,入睡越来越困难。于是,以往的"因为感受到困意,所以去睡觉"变成了"因为到了睡觉时间,所以去睡觉",睡眠压力因此变得越来越大。

即使感受不到困意,但是大脑仍然会发出"想睡觉"的信号,打哈欠就是最常见的信号之一。我们还可以进一步发现更加微小的信号,并将其定义为"困意"。如果能够在调整昼夜节律的同时,记录困意信号出现的日期,慢慢地会发现,信号出现的天数也在增加。

> **理论解析**

一项研究大脑活动与困意关系的实验表明，反应速度和困意之间有很大的差距。在14天的实验中，工作人员测试了实验对象对于刺激的反应速度，并根据实验对象的自我感觉记录了困意程度。实验对象共分为4组，分别是通宵组、4小时睡眠组、6小时睡眠组和8小时睡眠组。实验结果显示，随着睡眠时间的缩短，实验对象的反应速度会一天比一天慢。但是，困意程度的变化却大不相同。只有通宵组的困意程度一天比一天增强，而睡眠时间在4小时以上的实验对象，都只在第一周感到困意逐渐增强，在之后的日子里困意程度就不再发生变化。这说明大脑在1周之内已经适应了困意，即使大脑对于刺激的反应速度降低，但却对此没有意识。因此，不要认为困意总会出现，要试着管理大脑的活动，使其在晚上感到困倦。

通宵组

- 大脑的反应速度降低
- 困意程度逐渐增强

睡眠时间在4小时以上的小组

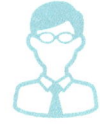

- 睡眠时间越短，大脑的反应速度越慢
- 在1周之后就不再感受到困意

\ 了解更多 /
连续熬夜1周之后的调整方法

连续熬夜1周，大脑会逐渐适应这种状态，并且变得感受不到困意。而我们大概需要花费1个月的时间，才能纠正这一现象。

当我询问患者是否能够感受到困意时，大部分的回答都是"完全感受不到"。这个时候我会建议患者在调整生物钟的同时，<u>记录睡前感受到困意的天数</u>。在最初的2周内，可能只有1天会在睡前打哈欠，但是患者会在这2周内切实感受到这一方法对于改善睡眠有所帮助，并且在接下来的2周内，睡前感受到困意的天数也会增加至3~4天。只要1周内有4天在睡前感受到困意，那就已经达到了昼夜节律的标准，并且说明睡眠节律也得到了调整。

想让大脑重新感受到困意是一件很难的事情。持续熬夜会使我们不自觉地晚睡，进而形成习惯，因此要尽量避免这种情况。如果一直很难感受到困意，可以有意识地熬夜，并在感到困意后马上睡觉。

> **理论解析**
>
> 无法感受到困意，会引起慢性睡眠不足，进而导致大脑在白天的清醒程度降低。这使得大脑在有外界刺激时能够保持清醒，而当外界刺激消失后又会马上感到困倦。比如在开会时，如果是自己发言，就丝毫不会感到困倦，而当其他人开始讨论时，又会马上想要睡觉。同样的，有时也会在关上电视后马上感到困倦或是安静时就无法集中注意力，只能一直听音乐。这些情况都有可能属于行动诱发性睡眠不足症候群。判断标准有3条：白天也会感到困倦；休息日会比工作日睡得更久；躺下不到8分钟就能睡着。入睡过快是睡眠不足的一大征兆。

行动诱发性睡眠不足症候群的判断标准

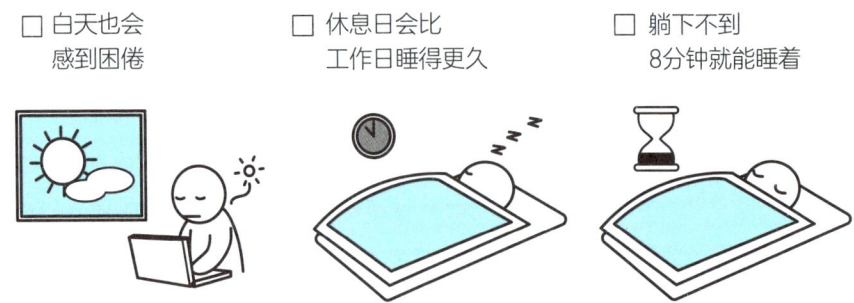

☐ 白天也会感到困倦　　☐ 休息日会比工作日睡得更久　　☐ 躺下不到8分钟就能睡着

TIPS

19 洗完澡1小时后再睡觉

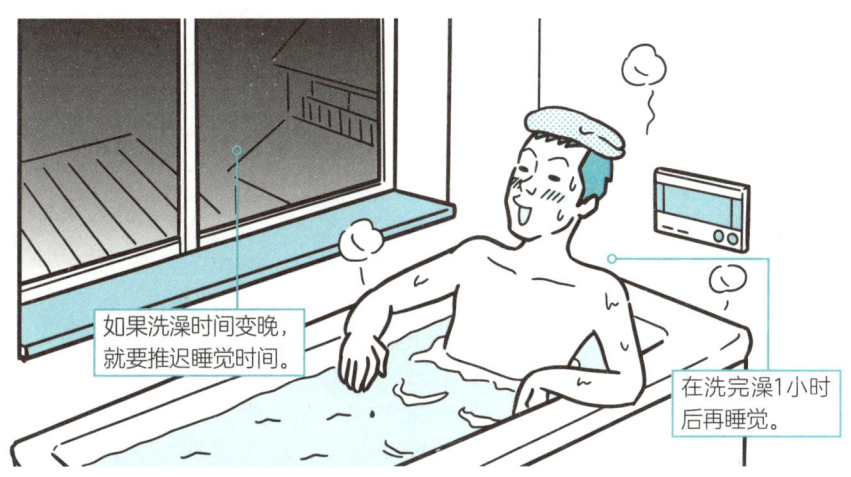

ADVICE
洗澡会提高人体核心温度

　　起床11小时后到睡觉的这一段时间里，人体核心温度会逐渐降低。而洗澡会再次提高体温，也会使得人体核心温度在1小时后迅速降低。在洗完澡1小时后睡觉，最容易入睡，而且睡眠质量也会提高。当回家较晚、洗澡时间变晚时，即使早睡也会很难睡着。这种情况下可以晚睡半小时到1小时，如此也能够保证睡眠质量。

\ 了解更多 /
若喜欢泡热水澡或泡温泉，就再次推迟入睡时间

　　经常会有人问："洗澡和睡觉之间最好间隔多久？"睡觉前体温上升得越高，下降也就越花费时间。如果喜欢泡热水澡，洗澡水的温度在42℃以

059

上,那么洗完澡后的体温就会大大升高,这种情况下最好在1个半小时或2小时后再睡觉。

另外,也会有人在咨询中提到,如果泡澡或泡温泉的时间较长,并且使用了能够维持水温的浴盐,晚上就会很难入睡。若是体温一直较高,入睡后也很难进入深度睡眠,导致容易在夜里醒来。如果想在泡澡或泡温泉时使用浴盐,并且想多泡一会儿缓解疲劳,那就再次推迟睡觉时间。随着身体温度的降低,也会出现打哈欠等困意征兆,在感受到困意后再去睡,这样也能够保证放松身体与调整身体状况之间的平衡。

理论解析

当体温因外界环境而上升或下降时,人体核心温度便会向反方向变化,最终回到一个中间值。这种现象被称作恒常性(稳定性)。利用这一原理,当人体核心温度上升后,可以通过头部或脚部的散热,来使人体核心温度下降至睡眠温度。恒常性是一种生理机制,是指身体能够根据环境进行自我调节,最终回到一个标准值。当气温和气压发生变化,心理压力较大或是因运动导致新陈代谢发生变化时,身体就会出现某种反应,使身体内部发生的变化恢复到原来的状态。但这个过程并不是一蹴而就的,而是像钟摆的摆动一样,幅度逐渐变小,慢慢回到中间值。中间值,也就是最终的标准也不是一成不变的,它也会随着时间的变化发生改变。这是人体的生物钟。了解了生物钟的变化,就能够掌握大脑和身体在不同时间段的活动,减轻保证人体恒常性的身体组织的负担,还能够节省身体耗能,更好地发挥身体机能。

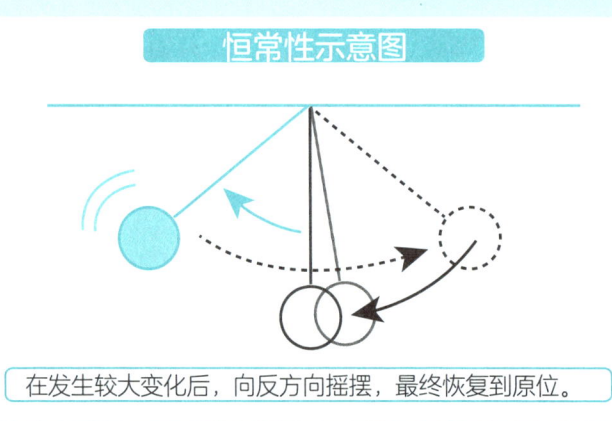

恒常性示意图

在发生较大变化后,向反方向摇摆,最终恢复到原位。

20 洗澡时关闭浴室的主灯

> 晚上反而更清醒了。

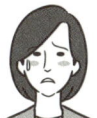

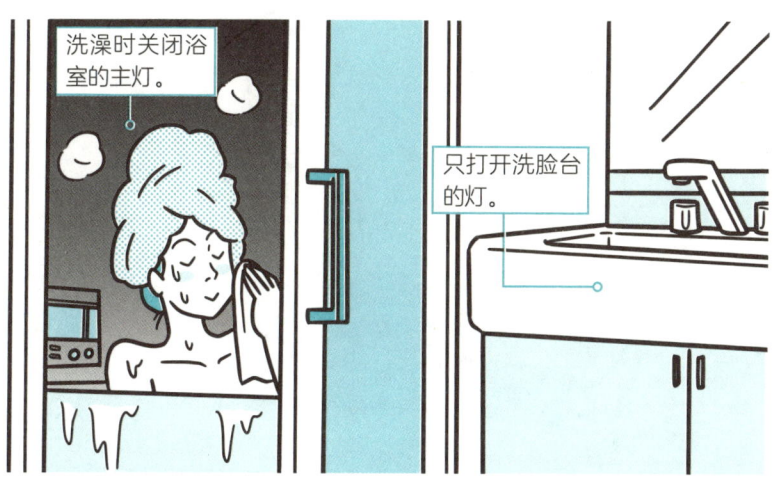

洗澡时关闭浴室的主灯。

只打开洗脸台的灯。

入睡方法

ADVICE
让大脑感受黑夜

因为浴室内灯具的安装位置通常比较低，所以会将强烈的光照传递到大脑。可以试着在洗澡时关闭浴室的主灯，只打开洗脸台的灯，这样的亮度也是足够的。在昏暗的环境下洗澡，能够使心情慢慢平静、思绪也会更加清晰。洗完澡后，如果卧室也比较暗，自然就会很快地入睡。

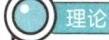 理论解析

当没有外界刺激时，大脑内处理信息的默认模式网络（DMN）就会变得活跃。在洗澡时，如果DMN有充分的工作时间，大脑就会将白天获得的信息加工为有用的信息，因此在洗澡时可能会灵光乍现或是想要做出某种改变。

TIPS

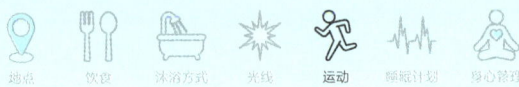

21 尝试在昏暗的环境下做拉伸运动

即使下班回家，身体仍处于紧张的状态。

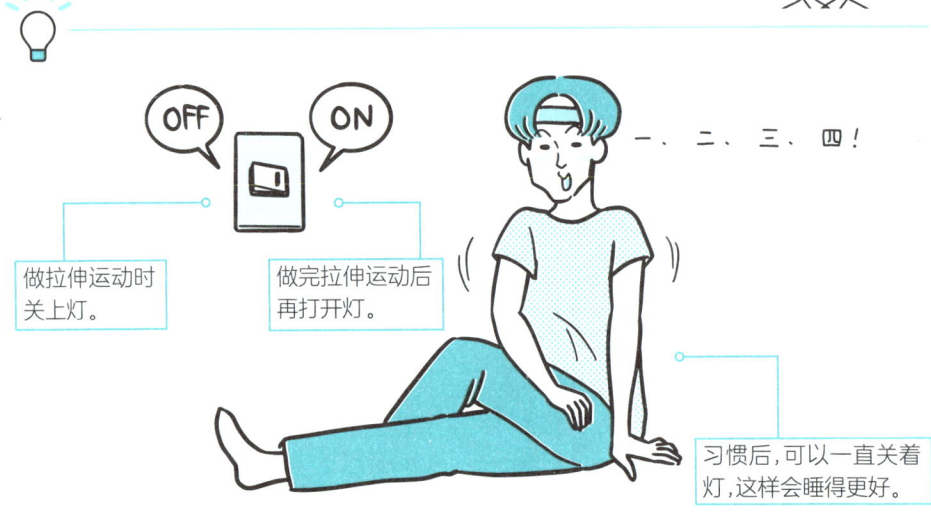

做拉伸运动时关上灯。

做完拉伸运动后再打开灯。

习惯后，可以一直关着灯，这样会睡得更好。

ADVICE
充分利用光线和体温变化

睡前做拉伸运动能够使人体核心温度缓慢升高。运动结束后，随着基础体温的降低，我们也会更容易入睡。最好选择平时常做的拉伸运动，这样也更容易坚持下去。做拉伸运动时，可以试着关上灯，以此加快褪黑素的分泌。在黑暗的环境中，我们也会留意身体的感受和呼吸，将注意力集中于拉伸运动，入睡也会因此更加顺利。

 理论解析

拉伸运动对于放松抗重力肌十分有效。抗重力肌反映了大脑的清醒程度。在非快速眼动睡眠周期后，我们会进入快速眼动睡眠阶段，此时，抗重力肌的作用完全消失，身体处于无力的状态。因此，我们需要在睡觉时让心情平静下来，让抗重力肌更加放松。

\ 了解更多 /
能够放松抗重力肌的拉伸运动

用力拉伸或收缩肌肉可以使肌肉得到放松。俯卧，双手撑地、与肩同宽，上半身向后仰的动作能够拉伸下颚处的抗重力肌以及腹部的肌肉。将下颚向上提，能够有效伸展下颚处的肌肉。瑜伽中的眼镜蛇式、鱼式就有这一动作。

另外一个是拉伸大腿、臀部、后背和小腿的前屈式动作。双腿分开坐在地面上，一条腿屈膝，另一条腿伸展，尽量用头触碰这条腿的膝盖。用手触碰脚尖，也能够拉伸小腿。不必一直坚持，试着缓慢呼吸，坚持20秒。选择适合自己的动作后，在黑暗的房间内拉伸，完成后仰面躺下，放松全身的肌肉，也就是瑜伽中的挺尸式。在完全黑暗的环境中，抗重力肌的活跃程度下降，此时，人的意识会逐渐模糊，也会渐渐感到困倦。当困意出现后，就可以直接去睡觉。

拉伸下颚处的抗重力肌以及腹部肌肉

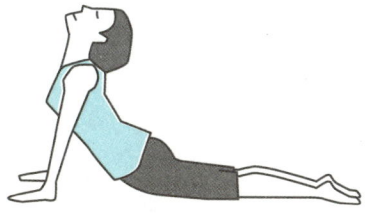

Point① 俯卧，两手撑地，与肩同宽。
Point② 上半身向后仰。
Point③ 下颚向上抬。

拉伸大腿、臀部、后背以及小腿

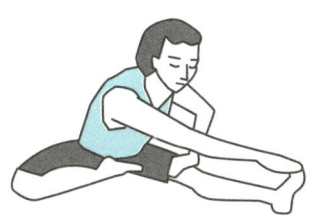

Point① 双腿分开坐在地面上，一条腿伸展，另一条腿屈膝。
Point② 尽量用头触碰伸展的腿的膝盖。
Point③ 手抓住脚尖，缓慢呼吸，坚持20秒。

22 脚踝暖和了再睡觉

睡觉时,脚总是冷的。

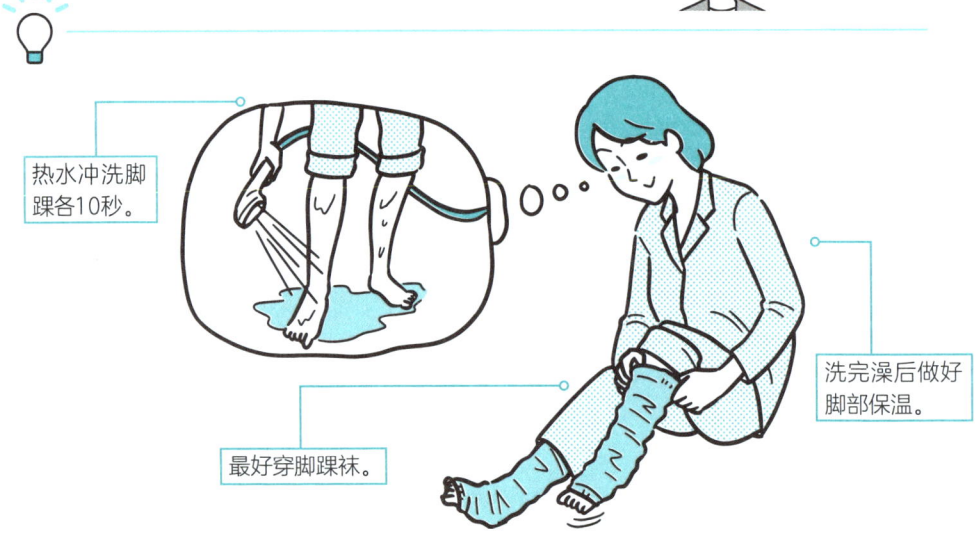

热水冲洗脚踝各10秒。

最好穿脚踝袜。

洗完澡后做好脚部保温。

ADVICE
做好脚踝保温

睡觉前脚踝较冷,会使入睡更加困难。因此洗完澡后,可以穿上脚踝袜或是露出脚趾的袜子,这样不仅能够保证脚踝温度,人体核心温度也会更容易下降。为了更好地散热,睡觉时尽量不要穿完全把脚包裹住的袜子。如果是淋浴,可以在最后冲洗两只脚踝各10秒,保证脚踝温暖。

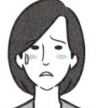

理论解析

胫骨动脉分布于脚踝处,如果胫骨动脉足够温暖,血管就会舒张,并且通过脚尖和脚掌的散热,血液的温度也会下降。降温后的血液在人体内部循环,会使人体核心温度逐渐降低,入睡也就更加顺利。脚踝处没有肌肉、无法产生热量,因此需要做好脚踝的保温。

TIPS | 地点 饮食 沐浴方式 光线 运动 睡眠计划 **身心管理**

23 用热毛巾敷脖子

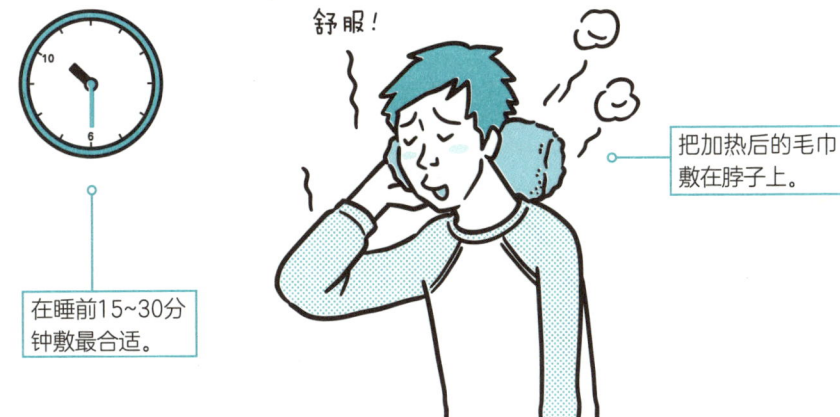

睡觉时,眼睛和嘴巴总是很干。

把加热后的毛巾敷在脖子上。

舒服!

在睡前15~30分钟敷最合适。

入睡方法

ADVICE
做好颈部保温,把身体切换到休息模式

如果在睡觉前或起床后,感到眼睛和嘴巴很干或呼吸很浅,可以试着在睡觉前用热毛巾敷脖子。把毛巾浸湿,然后放在微波炉内加热,或是用热水烫一下都可以。在睡前15~30分钟敷最合适。不要过度用脑,工作到很晚才去睡觉。用一些辅助手段帮助身体放松后,在睡眠中恢复身心。

理论解析

副交感神经节位于头部和脖子周围,它管理着人体的唾液腺、泪腺以及呼吸器官等。如果能够做好颈部的保温、进一步加快神经活动,眼睛和嘴巴就能够得到滋润,身体也会更加放松,呼吸也会更顺畅。相反,如果交感神经不够活跃,呼吸次数会减少,心率、血压都会变得很容易下降。

065

TIPS

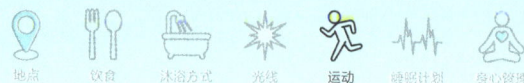

24 放松横膈膜

睡觉前身体也无法放松，呼吸很浅。

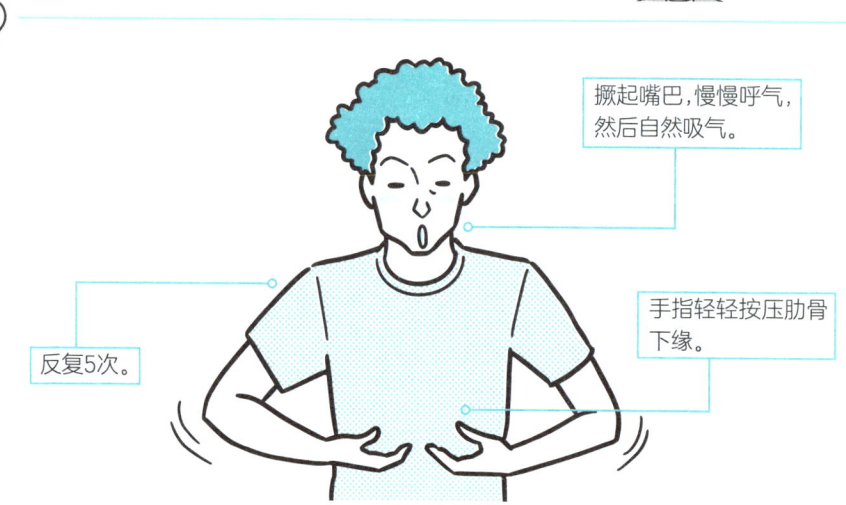

撅起嘴巴，慢慢呼气，然后自然吸气。

手指轻轻按压肋骨下缘。

反复5次。

ADVICE
放松横膈膜，提高睡眠质量

睡觉前可以用手摸一下肋骨的下缘，如果较硬，说明横膈膜也比较硬。当交感神经过于活跃时，我们就会在对话中或使用电脑工作时不自觉地屏住呼吸。这会使得交感神经即使到了晚上也难以平静，可以试着睡前放松横膈膜。手指一边轻轻按压肋骨下缘，一边撅起嘴巴、慢慢呼气，然后自然吸气，如此反复5次。

 理论解析

横膈膜也属于肌肉，周围分布着神经丛，并且横膈膜也会对自主神经的活动产生影响。当横膈膜较硬时，神经丛的活跃程度就会降低，而交感神经会变得更加活跃。胸式呼吸较浅且速度较快，汗液和唾液较为黏稠，眼睛和嘴巴也容易发干。

| TIPS |

25 刷牙3分钟，为入睡做准备

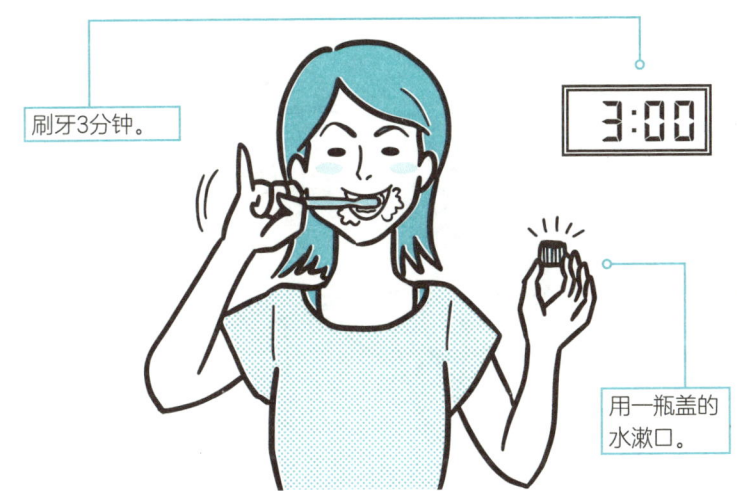

睡觉前也无法放松。

刷牙3分钟。

3:00

用一瓶盖的水漱口。

ADVICE
通过刷牙来使身体放松

刷牙3分钟，会使唾液大量分泌，副交感神经也会更加活跃。因此可以通过刷牙，将身体切换到睡眠模式。刷牙时，先不要将口水吐出来，最后只需要用大约一瓶盖的水漱一下口就可以了，而且只需要漱一次。口腔内的环境发生变化后，全身的自主神经都会受到影响。养成在睡觉前刷牙3分钟的习惯吧。

理论解析

当交感神经变得活跃后，唾液中黏液素的含量就会增加，此时嘴里会比较黏、比较干。而当副交感神经变得活跃后，唾液中酶的含量会增加，唾液的分泌也会增多。睡觉时之所以会流口水，也是唾液分泌增多导致的。

入睡方法

TIPS

26 关注睡眠意象

> 想要睡觉的时候，总是忍不住想其他的事情。

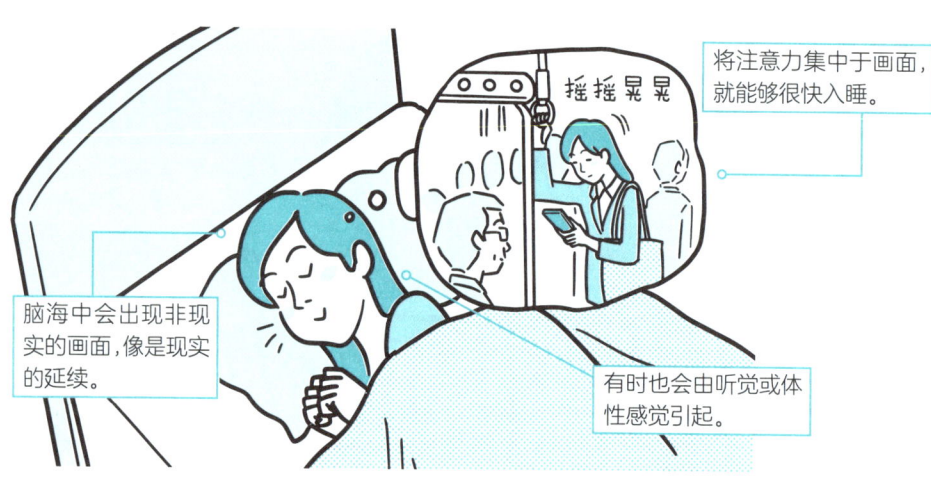

脑海中会出现非现实的画面，像是现实的延续。

将注意力集中于画面，就能够很快入睡。

有时也会由听觉或体性感觉引起。

ADVICE
当大脑中出现奇怪的画面时，就是入睡的时机

当躺在床上思考心事时，大脑中可能会浮现出非现实的画面，像是现实的延续，有时也会出现几何图案。这种现象被称为睡眠意象。与做梦不同，这种现象并不会带来情感体验。如果将注意力集中于这种感觉，我们就会很快地入睡。虽然这种现象多是由视觉引起的，但是开关门的声音、身体浮动等听觉或体性感觉也会引起这种现象。

理论解析

当大脑想隔绝外界刺激、迅速进入睡眠状态时，就会生成睡眠意象。睡眠过程中，因为大脑仍需要进行复杂的工作，所以为了引起对外部环境的注意，就会在大脑内形成一种现实的感觉。

TIPS

27 降低耳朵以上部位的温度

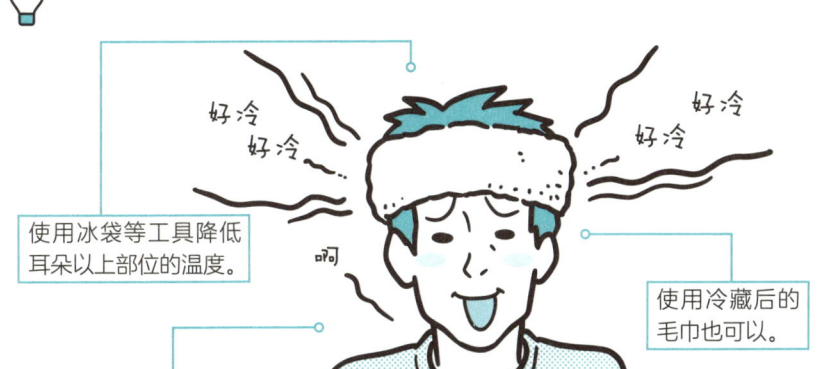

总是忍不住想心事，睡不着。

使用冰袋等工具降低耳朵以上部位的温度。

使用冷藏后的毛巾也可以。

睡眠过程中不需要一直使用。

入睡方法

ADVICE
降低头部温度，让思绪恢复平静

睡觉的时候，在头的上半部分放上包裹着毛巾的冰袋，以此来降低耳朵以上的头部温度。选择冷冻后也较柔软的冰袋，或将干毛巾稍微喷湿后再冷藏。注意不要冰到脖子周围。在睡不着的时候可以使用这一方法，但如果平时能够坚持做的话，睡觉前，脑部温度就会自动降低了。

 理论解析

睡觉时会思考心事，主要是因为头部温度较高。脑部温度也属于人体核心温度。一般来说，在晚上，脑部温度会逐渐下降，但如果一直看手机屏幕，脑部温度也会出现上升的情况。这是因为维持大脑清醒的去甲肾上腺素无法减少分泌，进而带来不安感和焦躁感。

069

\ 了解更多 /
冰袋的放置位置要靠上一点

实际操作时，可能会发现耳朵以上其实非常靠近头顶。

仰面躺在床上时，如果把冰袋放在耳朵往下的位置可能会更舒服。但是，耳朵往下的位置是我们的脑干，那里是大脑中的重要部位。如果这一部分温度较低，出于生物的本能，大脑会认为身体处于危险状态，并清醒过来。**因此要把冰袋或是冰毛巾放在枕头的上半部分，耳朵靠上的位置就是理想位置。**

经常会有人问到在额头上贴降温贴可以吗？大脑的表面分布着许多血管，降低耳朵以上部位的头部温度，也是为了进一步降低血管内血液的温度。在额头上贴降温贴也会一样有效。因为额头周围肌肉和脂肪较少，所以很容易受到外界温度变化的影响。

理论解析

通过本书，希望大家能够意识到大脑的温度也与睡眠息息相关。了解了这一点后，我们的想法也会由原来的"睡不着都是自己的原因"，转变为"只要调整大脑和内脏活动，问题可能就解决了"。这样一来，我们就能够使用元认知并从客观的角度去审视自己。关于元认知，本书第9章会详细介绍。希望大家能够意识到，**睡不着只是因为脑部温度过高，是生理上的问题，而不是心理问题。** 既然是生理上的问题，那么自然能够像肌肉训练一样对睡眠进行训练。

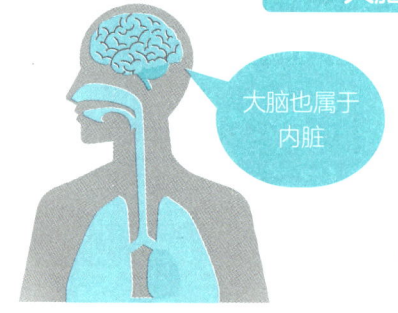

大脑=内脏

大脑也属于内脏

· 改变内脏和肌肉的活动，并获得成果

· 身体会表现出每天的成果

· 通过记录，积极性也会得到提高

睡眠训练和肌肉训练相似

TIPS

28 笔记是很好的外部记忆

入睡方法

有心事，怎么也睡不着。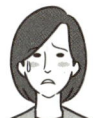

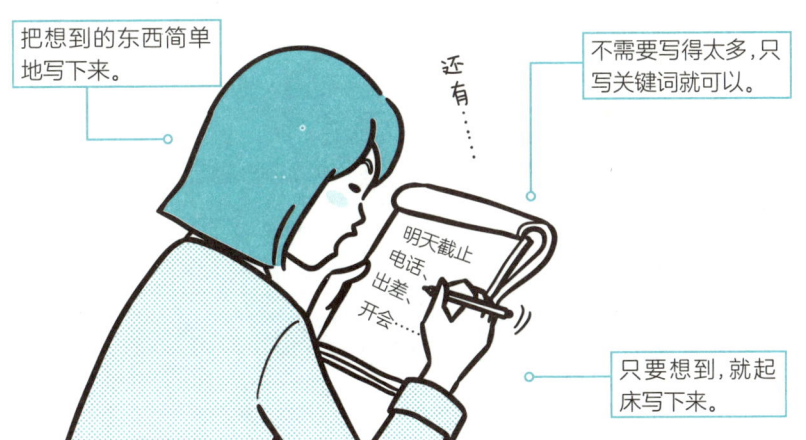

把想到的东西简单地写下来。

不需要写得太多，只写关键词就可以。

只要想到，就起床写下来。

ADVICE
把心事抛出脑外

连续清醒18小时以上，会使我们无法集中精力思考，也无法整理自己的思绪。把自己想到的事情，简单地写在纸上。一旦想起了什么，就下床写下来，不需要写得太多，只写关键词就可以。比如，出差、开会、资料等。写完就躺回床上去，这样就不会再反复想起同一件事情了。多重复几次，入睡也会越来越顺利。

 理论解析

将思考语言化之后，再次听到或使用同样的语言，相关神经就会同时活动。这是因为语言能够整理、压缩相关记忆。这种现象在心理学中被称为标签理论。因此当我们有心事时，说出来心里就会好受很多。

29 感冒痊愈后要整理床铺

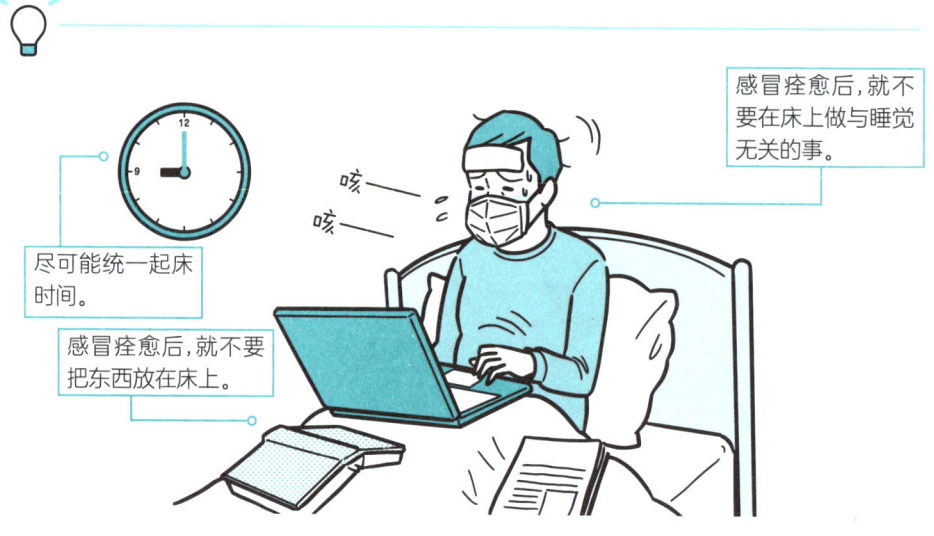

ADVICE
由感冒造成的失眠

感冒之后需要躺在床上休息，有时也不得不在床上工作。这时，就会把与睡觉无关的东西带上床、不睡觉也躺在床上或是起床时间不固定。等到痊愈后，往往也无法立刻改掉这些习惯，失眠问题也会由此产生。这是因为大脑认为床是工作的场所，所以导致入睡困难。

因此感冒痊愈后，一定不要忘记整理床铺，把与睡觉无关的东西收起来。感冒时，为了消灭病毒，身体会出现炎症反应，进而引起发烧。这是恢复健康必不可少的一个过程，但也会导致人体核心温度发生变化，出现节律紊乱、深睡时段混乱等问题。因此，在感冒痊愈后，要先把床铺整理好，创造一个良好的睡眠环境。

\ 了解更多 /
发烧时的睡眠质量

发烧是一种炎症反应,是为了消灭外部侵入的细菌或病毒,但这也会使得人体核心温度升高。感冒时,精力消耗增加,入睡通常会比较顺利。但是因为人体核心温度较高,所以往往无法进入深度睡眠。

> **理论解析**
>
> 关于失眠的原因,亚瑟·斯皮尔曼等人提出了3P模型。首先是①Predisposing factor(前置因子),其次是②Precipitating factor(诱发因子),例如感冒导致的失眠就属于这种情况,打乱生活习惯的行为属于③Perpetuating factor(持续因子)。维持因子会加重失眠问题。如果能够预防③,就能够预防慢性失眠。

3P模型关于失眠原因的解释

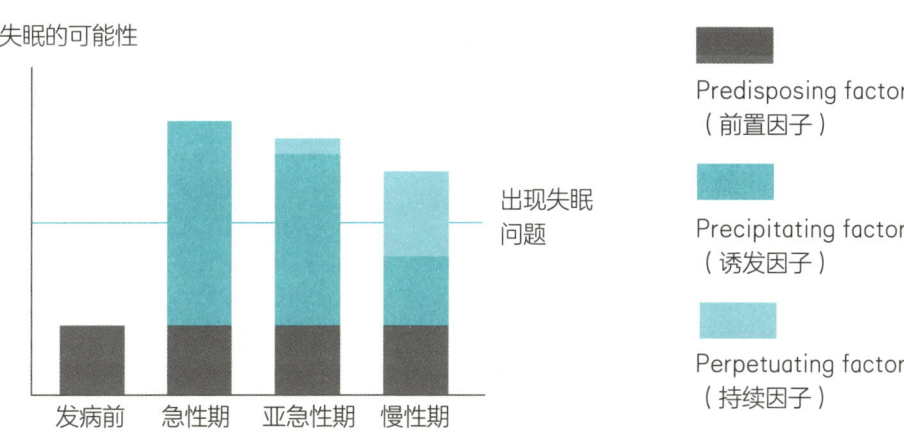

(亚瑟·斯皮尔曼等人提出的3P模型)

| TIPS |

30 不要在床上看助眠视频、听催眠曲

经常在床上看助眠视频。

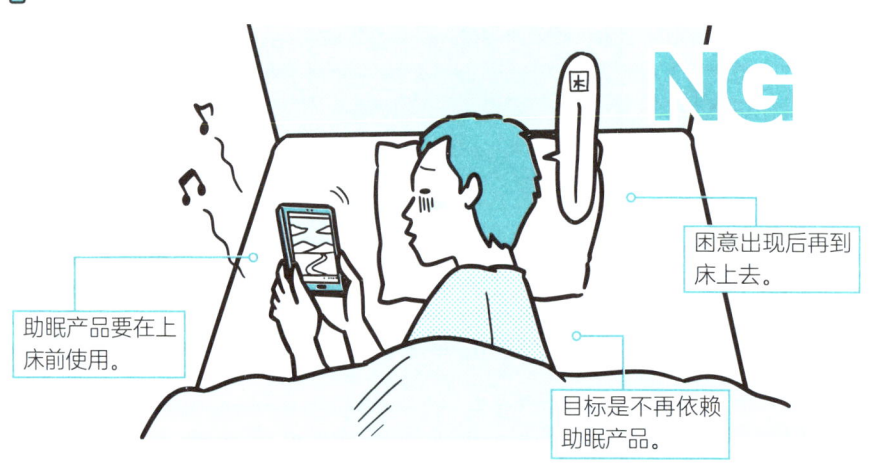

- 助眠产品要在上床前使用。
- 困意出现后再到床上去。
- 目标是不再依赖助眠产品。

ADVICE
正确使用助眠视频

助眠视频或催眠曲有着特定的频率，能够使脑电波频率变慢，并调整自主神经的活动。但如果在床上使用，就容易过于依赖这些助眠产品。助眠产品的目的是促进大脑进入睡眠状态，要在上床之前使用，通过助眠产品，加快困意的出现。另外，我们也要逐渐减少对助眠产品的依赖，自然入睡。

理论解析

当中耳肌肉放松时，我们就会听到低频率的声音，此时，由于害怕或不安，心跳和呼吸都会加快。因此，许多助眠产品会通过高频率的声音，调整中耳肌肉的紧张程度。同时，抑制不安，促进困意的出现。

TIPS

31 睡觉前,提前1小时打开空调

"本来就睡不着,如果打开空调,身体就更冷了。"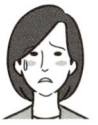

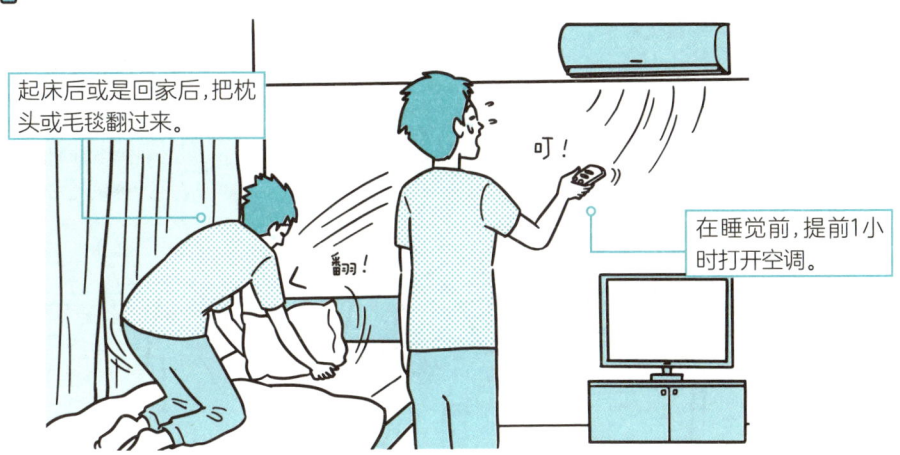

起床后或是回家后,把枕头或毛毯翻过来。

在睡觉前,提前1小时打开空调。

入睡方法

ADVICE
消除白天积累的热量

白天,卧室内能够照射到阳光的墙壁或是床上用品会吸收热量。可以在早上出门前拉上窗帘、遮挡阳光,回家后,先把床上的枕头或毛毯翻过来散热。在睡觉前,可以提前1小时打开空调。这个时候可以先到别的房间去,等到卧室温度降低后,再调高空调温度,并且尝试开着空调睡觉。

 理论解析

如果睡衣或床上用品不吸汗,而且还留有热量,人体核心温度就会很难下降。相反,如果直接打开空调使身体降温,为了保证人体核心温度稳定,身体就会储存热量,导致入睡困难。因此,既不让身体变凉,又能促进身体释放热量十分重要。

32 用热毛巾擦拭脚掌

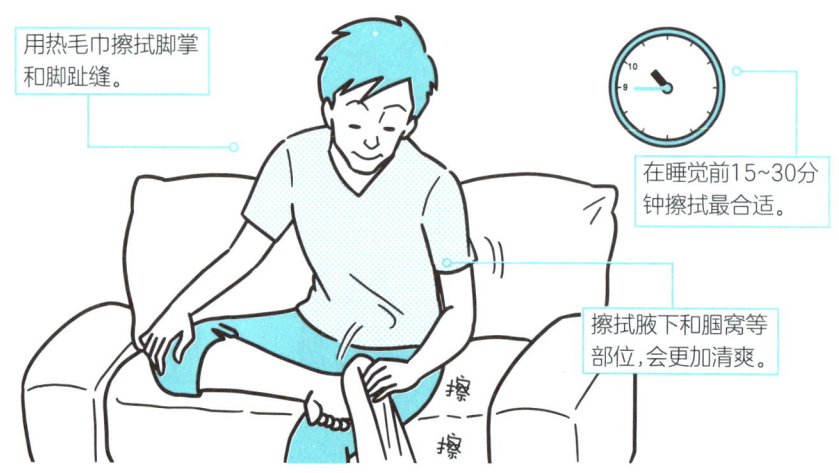

脚太热，睡不着。

用热毛巾擦拭脚掌和脚趾缝。

在睡觉前15~30分钟擦拭最合适。

擦拭腋下和腘窝等部位,会更加清爽。

ADVICE

充分利用蒸汽，加速身体散热

把打湿的毛巾放进微波炉内加热，然后在睡前15~30分钟，用热毛巾擦拭脚掌和脚趾缝。热毛巾的水蒸气会产生汽化热，带走脚部热量，使双脚更加凉爽。相反，如果在脚比较热时使用冷水降温，血管就会遇冷收缩，人体核心温度会升高。这样不仅不会降温，反而会觉得更热。

理论解析

通常情况下，脚掌出汗后，汗液蒸发所产生的汽化热会使身体更加凉爽。但是在高温高湿的环境下，汗液可能难以蒸发。因此，可以使用热毛巾轻轻擦拭脚掌和脚趾缝，以此加速汗液的蒸发。如果能够擦拭腋下和腘窝等部位，还会更加凉爽。

TIPS

33 晚上锻炼后,推迟入睡时间

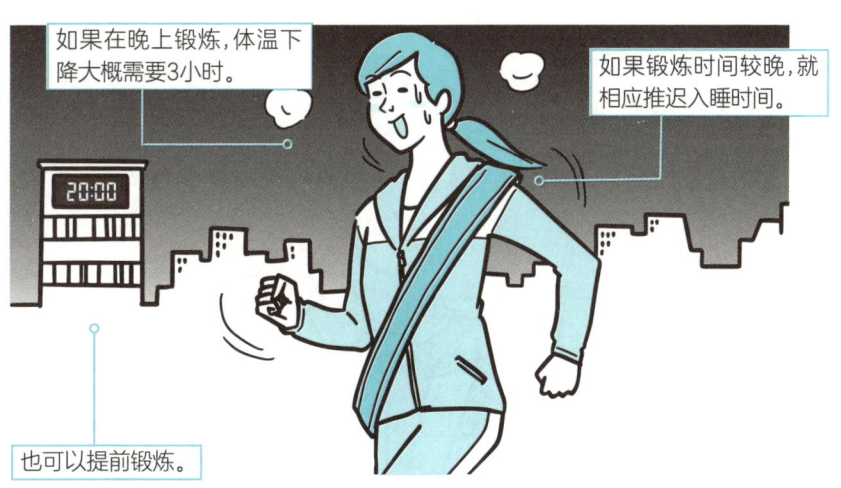

夜跑后,怎么也睡不着。

如果在晚上锻炼,体温下降大概需要3小时。

如果锻炼时间较晚,就相应推迟入睡时间。

也可以提前锻炼。

入睡方法

ADVICE
根据入睡时间决定运动时间

如果在晚上人体核心温度下降的时间段运动,体温就会升高,之后大概要花费3小时才能够降低。另外,在体温下降前睡觉,会很难入睡,也会很难进入深度睡眠。1周之内,尽量只有一天在较晚的时间运动,并且在运动后推迟入睡时间。在其他的日子里,选择在傍晚运动或是降低运动强度。

理论解析

运动之后,生长激素的分泌会增加。因为70%的生长激素是在睡眠过程中分泌的,所以有必要将运动和睡眠结合起来。每周4天,形成人体核心温度在晚上下降的变化节律。在较晚运动的日子里,则要尽量避免早睡,防止入睡困难成为习惯。

TIPS

34 睡前做家务或手工

总是忍不住想工作上的事。

做家务时关闭电子设备。

可以选择一项家务,也可以选择感兴趣的手工。

必须集中注意力的手工最合适。

ADVICE
做家务能够镇静额叶

睡觉前,留出做家务的时间吧。做家务时,最好关闭手机、音乐和电视等。选择刷碗、叠衣服、熨衣服或擦鞋等必须集中注意力的家务。通过将注意力集中于微小的工作,大脑能够将感觉反映到下一个动作上,如此也能够抑制额叶的活跃程度、抑制思考。

理论解析

以耳朵为界限,大脑分为前后两个部分,前面是额叶,后面是顶叶。集中于顶叶的感觉能够传递到额叶。额叶和顶叶是竞争的关系,当额叶更活跃时,我们会无法集中精力;而当顶叶更活跃时,我们会停止思考,大脑也会更加清醒。

\ 了解更多 /
做家务给大脑带来的影响

　　做家务时，大脑会感觉很充实。在日常所能获得的感觉中，触觉带给心理的影响最大。在一项研究触觉与心理关系的实验中，实验对象被分为两组，分别触摸砂纸和柔软的布。之后，两组实验对象都阅读了一篇两人的对话。在对话中，二人的关系好像很好，但又好像很冷淡。而当被问及二人关系如何时，触摸砂纸的一组都认为对话中的二人很冷淡，而触摸布的一组则认为二人的关系好像很好。通过这个实验可以得知，如果触觉较好，大脑就会将信息加工为较愉快的信息。

　　如果在睡觉前集中注意力做一项家务或手工，大脑就能够接收到真实的触觉信息。此时，根据竞争原理，额叶的活动会受到限制，我们也就不会因为成见消极地看待事物，也不会过度思考。另外，身体也会变为低代谢的状态，心情自然也能够平静下来。

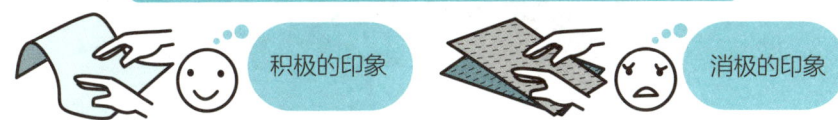

触摸布的小组和触摸砂纸的小组 ｜ 积极的印象 ｜ 消极的印象

理论解析

　　下面为大家详细介绍大脑的竞争原理。我们会通过视觉信息、听觉信息、活动身体以及触摸物体来获得体性感觉信号。在额叶的后部联合皮层，体性感觉信息会得到统一，大脑就能够掌握身体的活动。在体性感觉信号传至额叶的过程中，会经由保留记忆的侧额叶。在这里，体性感觉信号会和过去的记忆相对比，并根据现在的状态获得相应的"意义"。但是，由于额叶的活动，此时大脑会联想到以前的记忆，烦恼也会由此产生。

　　例如，当我们看到并触摸到领带时，在后部联合皮层的信息处理阶段，领带对于任何人而言，都还是普通的领带。但是，当信息传达至额叶时，意义也就因人而异了。有人会在看到领带时，联想到客户或是接待的情景，赋予领带价值；而有人会因为被上司训斥过，所以看到领带时会不想去上班，在他们眼里，领带的价值自然就比较低。因此，额叶对于信息的加工也是烦恼产生的原因。

　　关闭电子设备、专心做家务或者手工时，后部联合皮层会获得清晰的信息，额叶也就不会产生烦恼了。

TIPS

35 选择已经读过的漫画或晦涩难懂的书

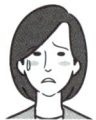

睡前读书会使自己更兴奋，反而睡不着。

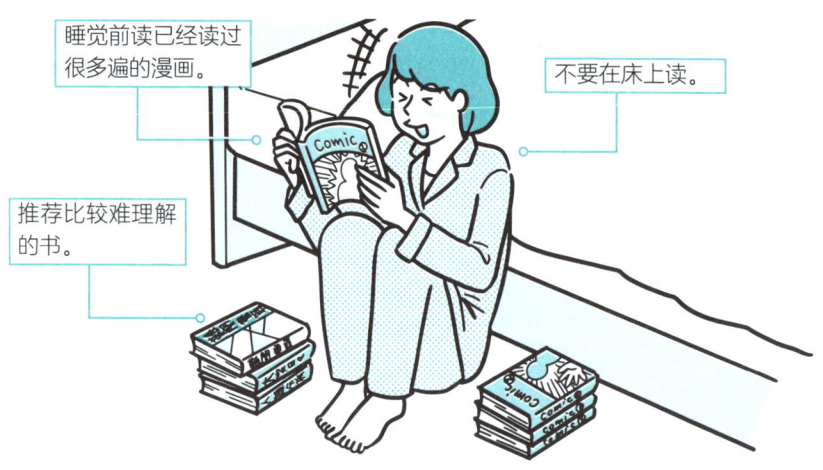

睡觉前读已经读过很多遍的漫画。

不要在床上读。

推荐比较难理解的书。

ADVICE
通过读书来调整大脑的清醒程度

睡前最好读已经知道故事情节的小说或漫画。如果是陌生的内容，大脑就会对故事情节进行预测，心跳和呼吸就会加快，身体也会出现紧张的反应。因此最好阅读已经读过的书，避免情绪激动，就不会阻碍困意的出现。另外，还可以选择内容晦涩难懂的专业书或外语书。因为阅读这一类书籍时，必须集中注意力才能够读懂，困意也会更容易出现。

理论解析

我们所浏览内容的难易程度，会在很大程度上影响大脑的清醒程度。这是因为不同行为所带来的风险各不相同。新的刺激会产生相应的风险。在看到或听到新的信息时，为了应对风险，大脑的清醒程度也会提高。信息越新奇，大脑的清醒程度也就越高。

> 如果是全新的信息，大脑的清醒程度就会逐渐升高，达到一个临界点后，再逐渐降低。
>
> 　　如果是无法解答、无法理解或比较难的信息，大脑就会认为无法应对风险，降低新陈代谢速度，优先维持生命活动。下图中的倒"U"形曲线就很好地展示了信息新奇度与大脑清醒程度间的关系。这一理论由耶克斯与多德森提出，因此在心理学中，也被称为"耶克斯－多德森定律"。

\ 了解更多 /
为什么听到很难的内容会想睡觉

　　倒"U"形曲线所呈现的清醒程度的变化，在日常生活中也时有发生。比如在一些重要的场合，如果晦涩难懂的专业词汇较多或使用不熟悉的外语开会，我们就会不自觉地打瞌睡。这是风险大大超过能够应对的范围时，大脑和身体做出的自我保护。而提前预习能够有效避免这种情况。提前浏览资料，再看到较多难懂的专业词汇后，大脑所感受到的新奇度也会降低。

　　我们还可以利用这一特点，在睡前阅读晦涩难懂的专业书，促进困意的产生。通过控制大脑所接收到的信息的新奇度，就可以根据情况调整大脑的清醒程度。能够客观审视自己、具有元认知能力的人，通常也能够控制大脑所接收的内容。

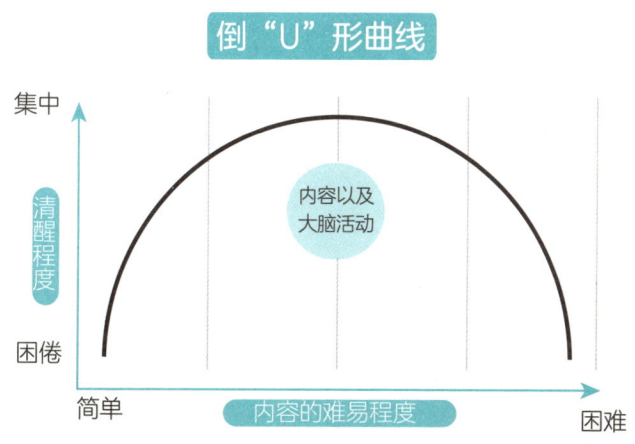

倒"U"形曲线

TIPS

36 阅读纸质书

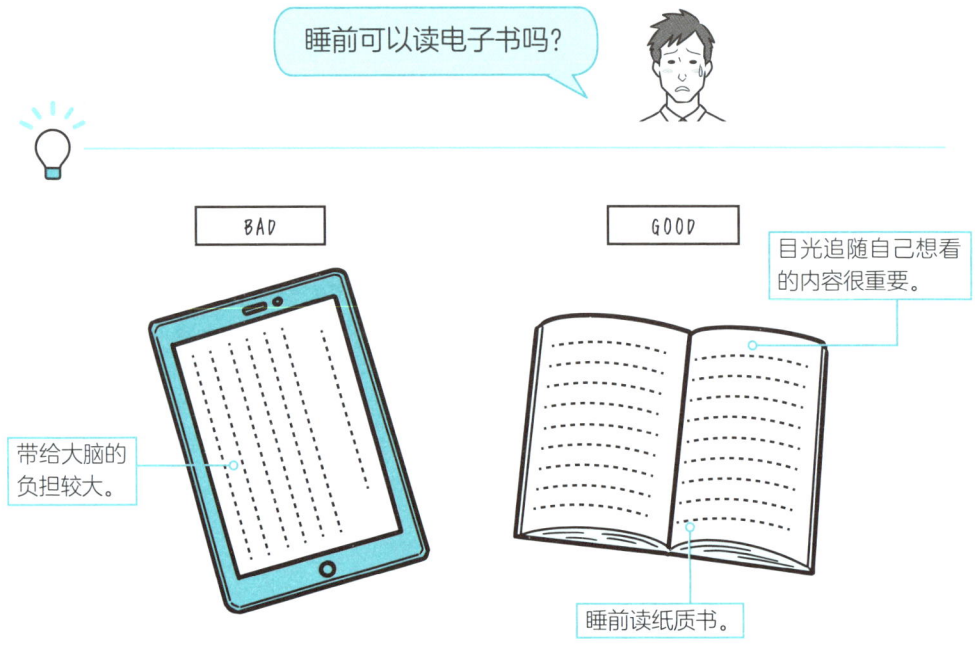

ADVICE
睡前读书要选择纸质书

即使是同一篇文章，使用电子设备阅读还是看纸质书，也会产生不同的理解方式。读电子书会加重大脑的负担，心跳和呼吸也会加快，身体更容易出现紧张反应。读电子书时，往往只能理解字面意思，很难读出作者的寓意或隐喻。而翻阅纸质小说或杂志时，思绪会更有条理，心情也会更加平静。

\ 了解更多 /
纸质媒体和电子设备要在不同的时间段使用

因疫情居家办公后，有许多人睡觉前还在工作。与原来的工作方式不同，居家办公时我们随时都能工作。但在这种状态下，我们更需要"不工作的时间段"。有些企业会给员工留出不工作的时间段，但也会有员工不得不在晚上工作。

这种情况下，为了保证睡眠质量，我们需要区分睡觉前进行的工作和睡醒后进行的工作。将工作分为使用纸质媒体进行的工作和使用电子设备进行的工作。在睡前只做使用纸质媒体的工作，而需要使用电子设备完成的工作则留在早上醒来后再做。

刚开始可能会觉得区分工作内容有些困难，但是，如果能做到在睡觉前只做使用纸质媒体的工作，入睡就会更容易，睡醒后头脑也会更清晰，渐渐地就能形成习惯。早上睡醒后是大脑最为清醒的时间段，在这一时间段，即使是高认知成本的工作，我们也能够集中精力完成。

理论解析

在读电子书时，目光追随文字所产生的负担较大，因此会无法进行其他思考，只能理解字面的意思。而在阅读纸质书时，阅读本身所带来的负担较小，能够在阅读时展开其他的思考，找出文章内部的关联性，也能够理解抽象的概念。脑力工作给大脑带来的负担即为认知成本。读电子书时，仅仅是阅读就会产生较高的认知成本。与学习相关的研究表明，使用纸质媒体学习，可以增加知识量，但使用电子设备学习，只能够了解信息在哪里。**通过电子媒体，我们很难获取知识，而是会有"知识的确就写在那里"的感觉。**这是因为认知成本过高，导致我们无法理解内容本身。

如果想要使用电子设备读书，最好选择读书专用设备，这样认知成本也会有所降低。当看到屏幕上出现其他图标、广告、微信或是短信消息等与书无关的内容时，认知成本也会随之增加。

如果只看自己想看的东西，那么大脑的清醒程度就会有所降低。当视觉范围内出现没有预想到的刺激时，目光就会被吸引，大脑也会判断这一刺激是否对身体有害，清醒程度自然也会随之升高。为了避免睡前出现这种不必要的紧张状态，最好选择纸质媒体。

TIPS

37 适度补铁

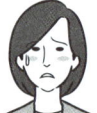

要睡觉时,双腿总是忍不住动来动去。

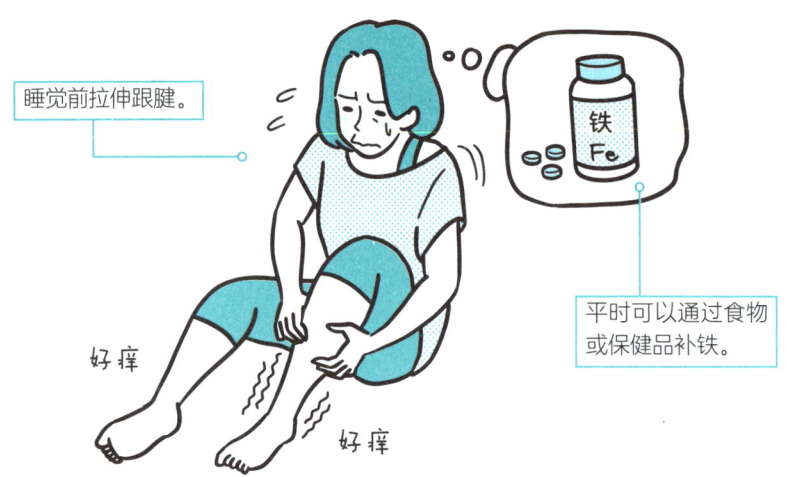

睡觉前拉伸跟腱。

平时可以通过食物或保健品补铁。

好痒

好痒

ADVICE
腿发痒可能是因为缺铁

想要睡觉的时候,总是感觉腿痒,活动一下,痒的感觉就消失了。这种现象被称为不安腿综合征,主要是由于缺铁引起的。不安腿综合征多见于女性,但中老年男性也会有患病的情况。为了缓解这一症状,平时可以通过食物或保健品进行补铁。另外,也可以在睡前拉伸跟腱或大腿后侧。

理论解析

在不安腿综合征的治疗中,常常使用刺激多巴胺的药物。多巴胺由酪氨酸产生,在形成过程中需要铁离子,如果身体缺铁,多巴胺的分泌就会减少。但我们的身体无法合成铁,因此需要通过食物来摄取。

TIPS

38 "秒速5厘米"的按摩

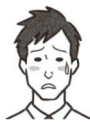

身体不能放松，无法入睡。

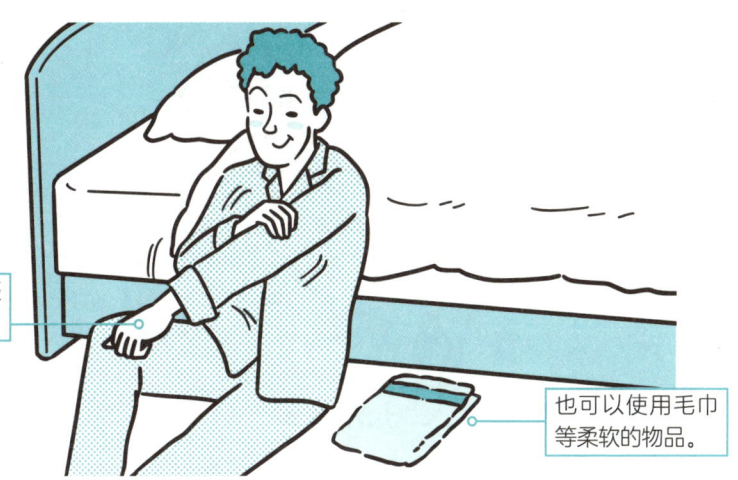

按摩肩膀到手背，整个过程大概10秒。

也可以使用毛巾等柔软的物品。

入睡方法

ADVICE
将触感慢慢传递到大脑，使大脑放松

用右手缓慢按摩左肩到左手背，整个过程大概持续10秒。"秒速5厘米"的按摩能够刺激C纤维，产生动作电位，使身体放松。另外，通过触摸柔软的毛巾或睡衣等物品，也能够刺激C纤维。在睡前进行"秒速5厘米"的按摩或触摸柔软的物品，让身体放松下来，好好款待自己吧！

理论解析

C纤维是一种缓慢传递触觉信息的无髓神经纤维。当C纤维受到刺激时，控制信赖以及爱情等感情的后叶催产素会加快分泌，另外，副交感神经以及控制大脑感情的岛叶也会变得更加活跃。此时，心情会逐渐趋于平静，身体也能够得到放松。

TIPS 39 睡前拉伸，有效缓解腿部抽搐

> 睡觉时腿会突然抽搐，然后醒来。

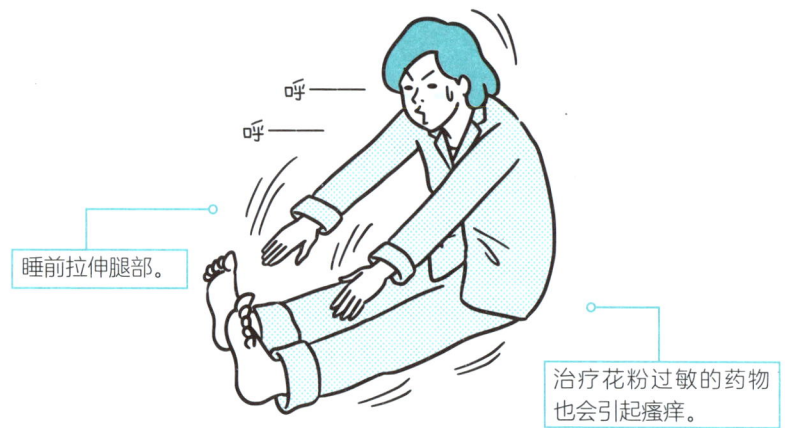

睡前拉伸腿部。

治疗花粉过敏的药物也会引起瘙痒。

ADVICE
预防腿部抽搐

周期性四肢运动障碍是指在睡眠过程中，脚踝以及膝盖周期性抽动的现象。在1小时内，通常会抽动5~15次。虽然在一些治疗中会使用多巴胺激动剂，但这种病也可能与不安腿综合征一样，是由缺铁引起的。与儿童和年轻人相比，老年人更容易患周期性四肢运动障碍。补铁以及在睡前拉伸跟腱和大腿，能够有效缓解症状。

理论解析

45%以上的老年人会在1小时内抽搐5次。抽搐大多数发生在膝盖以下的腿部，缺铁是最主要的原因。周期性四肢运动障碍常与TIPS 37中提到的不安腿综合征同时出现。另外，饮酒、身体疼痛、睡眠不足时，病情会有所加重。目前该病的病理尚不明确。

\ 了解更多 /
抗过敏药物的副作用

许多人会在花粉过敏时因为双腿总是忍不住抖动而无法入睡,所以被诊断为不安腿综合征,但这其实是抗过敏药物带来的副作用。

组胺主要作用于大脑额叶,是引起过敏反应的主要原因。因此,抗过敏药物多是抑制组胺作用的抗组胺药物。在抗组胺药物的影响下,同样作用于额叶的多巴胺的分泌也会减少,不安腿综合征也就随之出现。

问题是,在睡不着时,许多人会养成躺在床上想心事、玩手机的习惯。如果腿发痒,可以选择在睡前拉伸小腿和大腿后侧,在过敏期结束后,再调整到原来的状态。

\ 了解更多 /
止痒药的副作用往往会在第二天出现

因身体发痒而睡不着时,许多人会服用止痒药,用药后的确也会顺利入睡。组胺是使身体发痒的主要物质,同时也是维持大脑清醒的主要物质。一天中,在刚睡觉以及刚起床的时候组胺分泌最多。

因为身体痒而无法入睡时,如果服用止痒的抗组胺药物,大脑的清醒程度也会因此降低,入睡也会更加顺利。但是,如果是在抗组胺药物的作用下入睡,困意就会一直持续到第二天。比起困倦,大脑更贴近于一片空白、无法运转的状态。因为组胺受体广泛分布于额叶,所以抗组胺药物也会使得额叶活跃程度降低。相关数据显示,在服药后的第二天,身体内仍会残留约50%的抗组胺药物。

TIPS

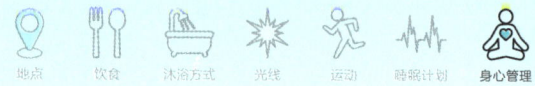

40 盖厚重的被子能睡得更好

身体总是轻飘飘的,睡不着。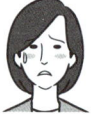

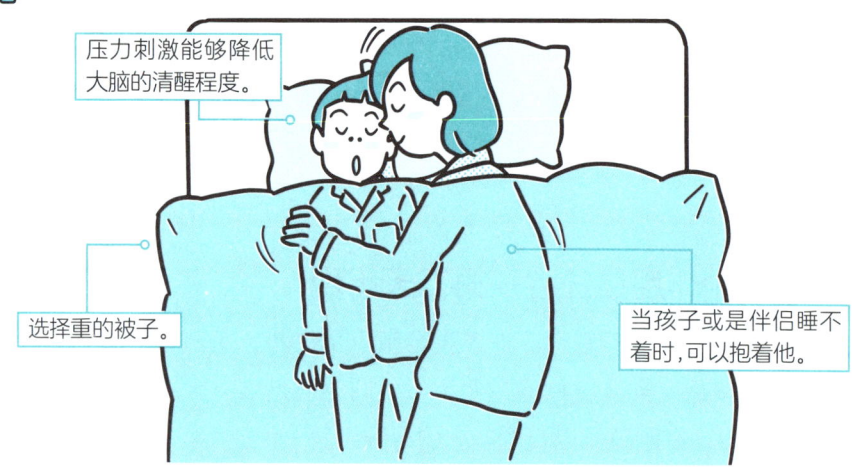

压力刺激能够降低大脑的清醒程度。

选择重的被子。

当孩子或是伴侣睡不着时,可以抱着他。

ADVICE
压迫感能让人睡得更好

当压觉不足时,我们会觉得身体轻飘飘的,无论是哪个姿势都睡不着。持续跳跃、四肢爬行、悬挂等都可以使身体感受到重力,但这些动作在日常生活中人们往往很少尝试,因此可以通过盖厚重的被子来使身体感受到重力。当孩子或是伴侣睡不着时,可以紧紧地抱着他,以此增加压觉。

> **理论解析**
>
> 在身体所感受到的体性感觉中,感受压迫感的压觉会影响大脑的清醒程度。四肢爬行、攀岩等容易感受到重力的运动,都会刺激压觉。当压觉受到刺激后,大脑会调整至合适的清醒状态。因此,如果无法集中注意力,可以先去跑跑步,跑完步后,就能更专注地学习了。

TIPS

41 安眠药与睡眠训练相结合

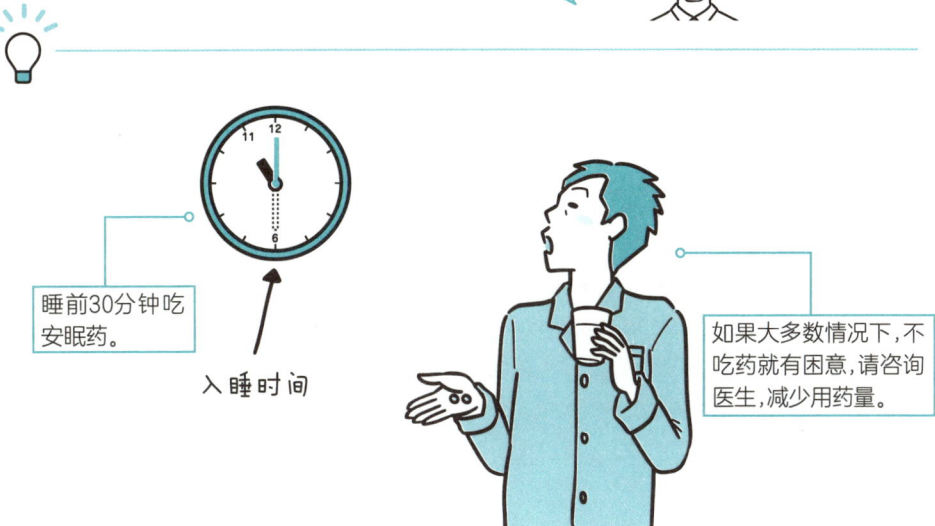

入睡方法

ADVICE
睡眠改善后，减少用药量

如果在临睡前吃药，即使睡着了也无法判断是否是因为药效。而在睡前30分钟吃药，就会有3种情况：吃药前就有困意；吃药后才有困意；即使吃了药也毫无困意。如果在吃药的同时，能够调整昼夜节律，不仅能够提高安眠药的药效，也能够渐渐地不再依赖安眠药。如果每周至少有4天在吃安眠药前就有困意，建议咨询主治医师，减少用药量。

理论解析

一般失眠患者所服用的苯二氮䓬类安眠药，能够促进γ-氨基丁酸流入大脑。如果白天睡眠压力不断累积并达到较高水平，γ-氨基丁酸就能够主动流入大脑。此时，即使不服用安眠药，也会感到困倦。通过睡眠训练，如果在服药前就会感到困倦，建议咨询主治医师，遵医嘱减少用药量。

\ 了解更多 /
安眠药服用指南

2013年,日本睡眠学会发布了《安眠药正确服用及停药指南》。许多失眠患者缺少具体的生活指导,认为失眠就要吃安眠药,导致安眠药的使用率大大提高。该指南就是为了减少此类情况。

通过正确服用安眠药,可以逐渐形成不服用安眠药也能够睡着的睡眠习惯。

理论解析

如果在服用安眠药前感到困倦,就可以咨询主治医师并慢慢减药或停药。常用的停药方法有渐减法以及隔日停药法。渐减法是指逐渐地减少用药量,隔日停药法则是指每隔几天用药一次。如果每次吃一片药,具体的操作方式则为下图所示。为了避免引起更严重的失眠,切忌突然停药。

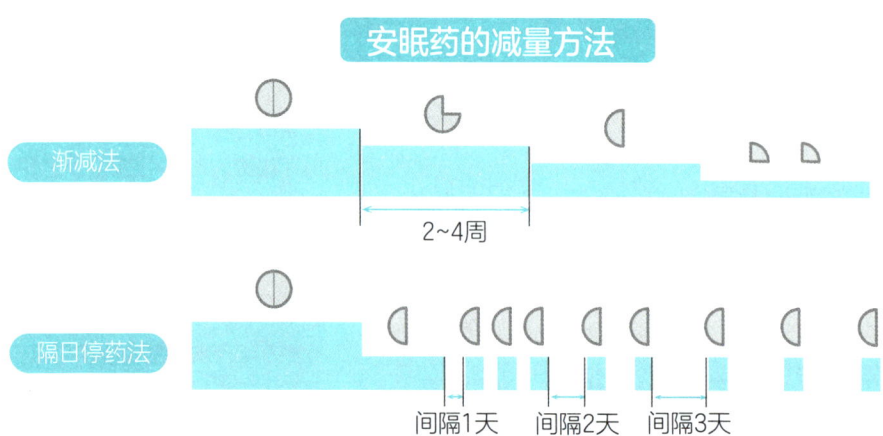

安眠药的减量方法

TIP

42 傍晚做家务或散步20分钟

> 肌肉训练后会很兴奋，反而睡不着。

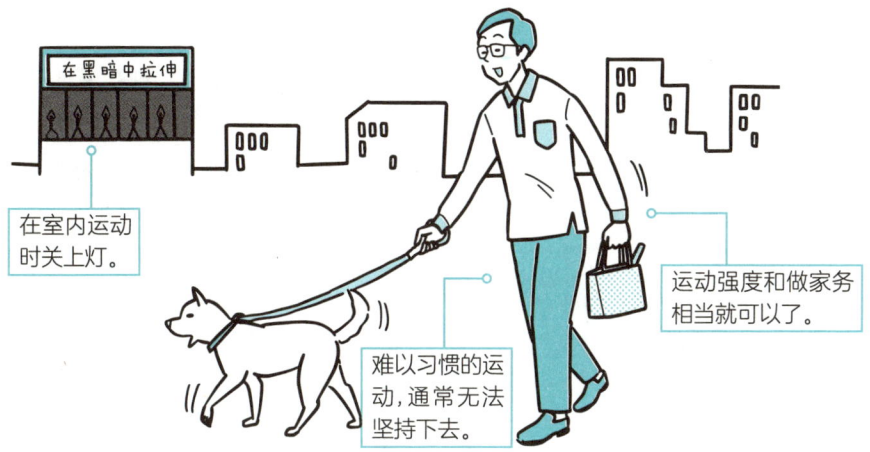

- 在室内运动时关上灯。
- 在黑暗中拉伸
- 难以习惯的运动，通常无法坚持下去。
- 运动强度和做家务相当就可以了。

入睡方法

ADVICE
运动要低强度、高频率

如果在肌肉训练后会睡不着，那就尽量避免高强度的运动。合理的运动强度是3MET[1]以上。花20分钟做家务、爬楼梯、遛狗或搬东西，都符合这一标准。另外，与强度相比，频率更加重要。空闲时间较少的人可以选择肌肉训练。但是，如果在人体核心温度最高的傍晚做了一些家务，运动量已经足够，就不需要再去做肌肉锻炼了。

理论解析

尽量避免在不熟悉的场所做运动，也尽量不要尝试新的运动。不要一时兴起在健身房办卡或尝试登山等。因为新信息过多，大脑就会在运动前将能量消耗在处理信息上，心情也会难以平静。增加一项日常生活中常见的活动是最合适的，比如扩大家务打扫范围等。

---

1 MET，指能量代谢当量，是以安静、坐着时的能量消耗为基础，表示各种活动时相对能量代谢水平的常用指标。每千克体重从事1分钟活动，消耗3~5毫升的氧气，这样的运动强度为1MET。

091

TIPS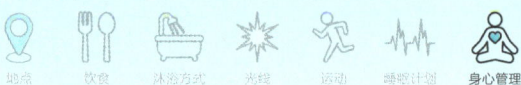

43　晚上看电影时，可以尽情地哭出来

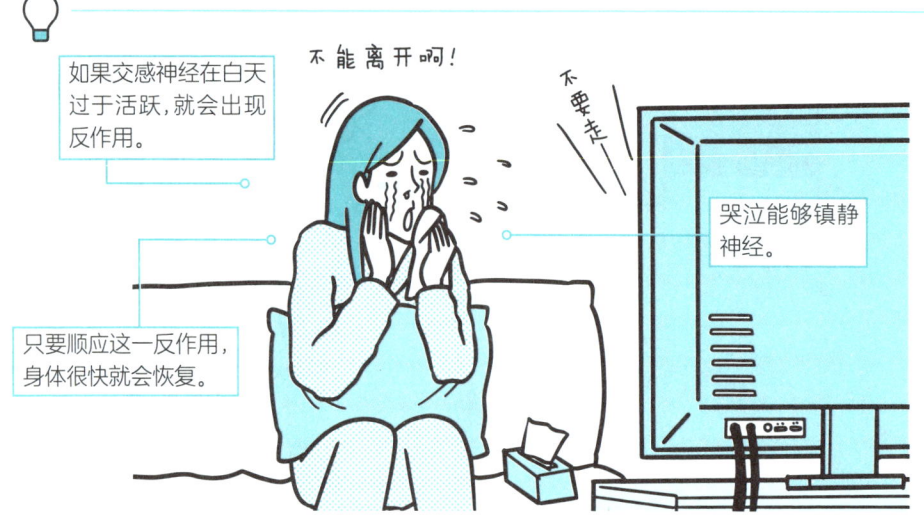

晚上总是想哭。

如果交感神经在白天过于活跃，就会出现反作用。

不能离开啊！

不要走～

哭泣能够镇静神经。

只要顺应这一反作用，身体很快就会恢复。

ADVICE
哭泣能镇静神经

你有过这样的经历吗？晚上睡不着时，看了一部电影，哭得一塌糊涂，最后反而睡得很好。那是因为哭泣时，副交感神经会变得非常活跃。副交感神经本来在晚上就较活跃，但如果在这一时间段里看电影，副交感神经会变得更加活跃，如果看到令人感动或伤心的情节，为了强制使其镇静，身体就会出现强烈的反应，也就是哭泣。千万不要忍住不哭，痛快地哭出来会使心情更平静，也会睡得更好。

理论解析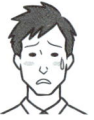

因为人体具有恒常性，就像钟摆一样，过度的紧张也会引起过度的放松。只要不阻止这一变化，虽然"紧张—放松"的变化会不断反复，但慢慢地，变化幅度就会越来越小，最终会安定下来。因此最好顺应身体反应，这样身体才能更快恢复常态。

TIPS 44 花粉过敏时，适度降低大脑温度

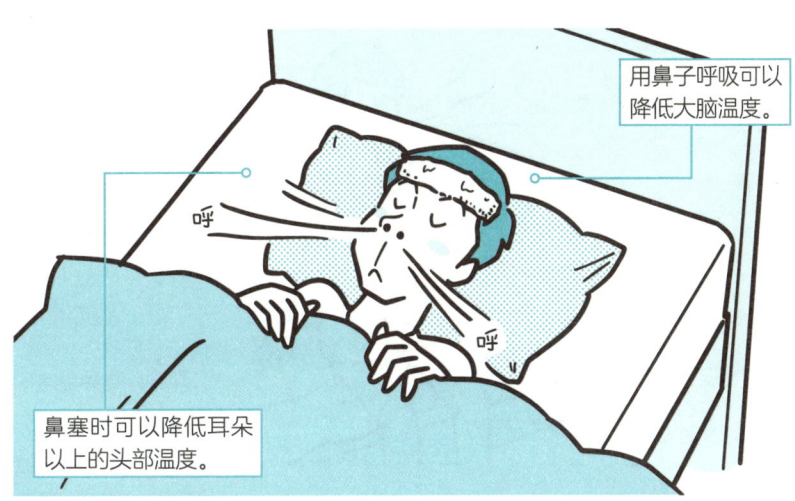

花粉过敏时常常睡不好。

用鼻子呼吸可以降低大脑温度。

鼻塞时可以降低耳朵以上的头部温度。

入睡方法

ADVICE
鼻塞时采取直接降低大脑温度的方法

用鼻子呼吸能够降低大脑温度，也能够使大脑进入深度睡眠。如果因为花粉过敏或过敏性鼻炎导致鼻塞，大脑温度就会难以下降，睡眠也会变浅。为了代替鼻子呼吸的功能，可以尝试TIPS 27中介绍的方法，降低耳朵以上的头部温度。在鼻炎有所改善后，可以在睡觉时用口呼吸矫正贴把嘴封住，以此来用鼻子呼吸。

理论解析

骆驼等在恶劣环境中生存的动物，鼻腔都会很长。这是因为鼻子吸入的空气能够使流向大脑的血液降温。人类也是一样，为了降低人体核心温度、进入深度睡眠，用鼻子呼吸十分重要。

TIPS

45 呼吸困难时，尝试腹式呼吸

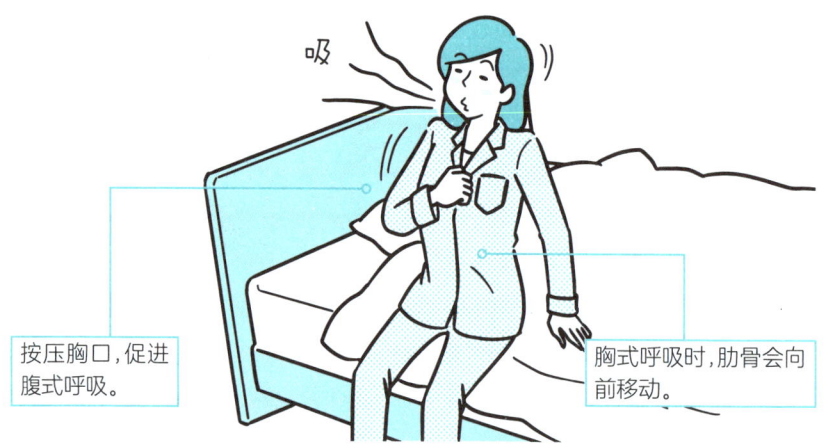

睡觉时会觉得喘不上气。

按压胸口，促进腹式呼吸。

胸式呼吸时，肋骨会向前移动。

ADVICE
通过肋骨的移动改变呼吸方式

如果平时多为胸式呼吸，就很有可能出现喘不上气的情况。把手放在胸口，若呼吸时胸口会向前移动，就说明是胸式呼吸。此时，用手压住胸口，呼吸时胸口的移动就会受到限制，同时下面的肋骨也会出现移动，能够将胸式呼吸调整为腹式呼吸。刚开始用手按压胸口时，可能会觉得呼吸困难，但呼吸10次后，就能主动进行腹式呼吸了。

理论解析

人体一共有12对肋骨，其中第2对至第10对肋骨与呼吸运动有关。如果第2对、第3对肋骨向前移动，呼吸方式则为胸式呼吸。如果第4对到第10对肋骨向两侧或身体内侧移动，呼吸方式则为腹式呼吸。按压胸口时，能够将呼吸方式调整为腹式呼吸。仰卧容易进行胸式呼吸，而前倾侧卧位则容易进行腹式呼吸。

TIPS

46 不要让腿部酸痛影响睡眠

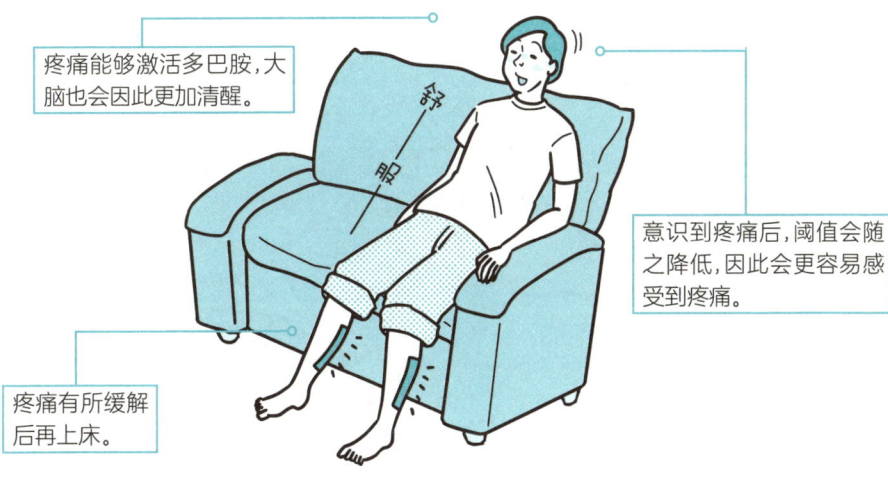

小腿酸痛的时候会睡不着。

疼痛能够激活多巴胺，大脑也会因此更加清醒。

意识到疼痛后，阈值会随之降低，因此会更容易感受到疼痛。

疼痛有所缓解后再上床。

入睡方法

ADVICE
即使疼痛缓解也会睡不着

一旦过度关注身体的疼痛，神经所能够感受到疼痛的最低值（阈值）就会随之下降，反而会更容易感受到疼痛。因身体疼痛而难以入睡时，如果继续躺在床上，即使疼痛得到缓解，也会很难睡着。实在疼得睡不着时就起床，尽量避免形成"身体疼痛→失眠→抑郁"的恶性发展。

理论解析

在感受到疼痛后，大脑内多巴胺的活动就会变得活跃。此时，使大脑保持清醒的上行网状激活系统也会随之活跃，导致入睡困难或是在夜里醒来。这种情况下，如果一直躺在床上，在疼痛缓解后也会很难睡着，因此在睡不着时最好起床。

TIPS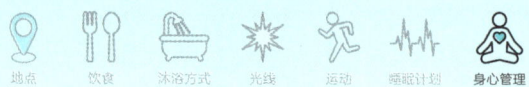

47 睡觉时，被子不要盖住头

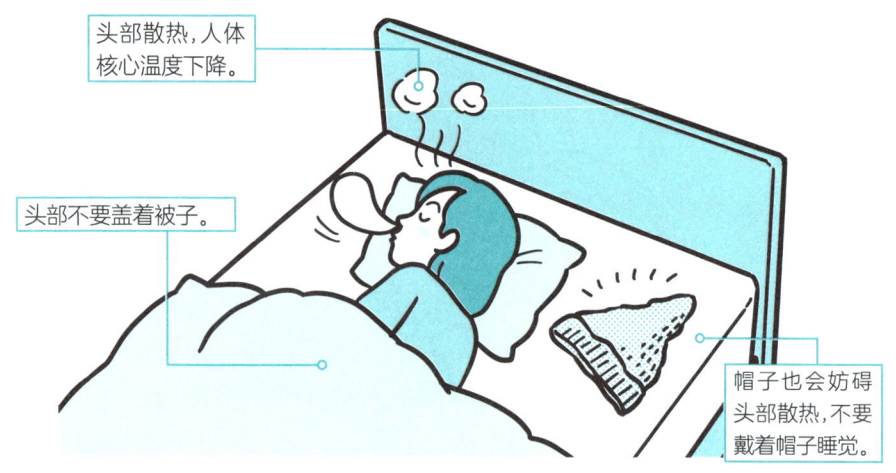

冷的时候,会用被子盖住头。

头部散热,人体核心温度下降。

头部不要盖着被子。

帽子也会妨碍头部散热,不要戴着帽子睡觉。

ADVICE
即使觉得冷也需要散热

寒冷的季节里，用被子把头盖住的确既暖和又舒服，但入睡也会变得困难。血管通过散热使血液温度降低，人体核心温度也随之降低，大脑因此进入深度睡眠。但是，如果用被子把头盖住或戴着帽子睡觉，血管的散热就会受到影响。为了更快地入睡，脖子、骶骨和脚踝要保持温暖，除了头部，双脚也可以露出来，以便更好地散热。

理论解析

大脑周围密布着血管。睡觉前，副交感神经的活动会使血管扩张、散热，因此脑部温度和人体核心温度才能够降低。血管散热时要保证空气流通，盖着被子或戴着帽子会影响散热，脑部温度和人体核心温度会难以下降，入睡也就变得困难。

TIPS

48 周围太吵睡不着时，播放音乐

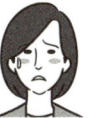

被伴侣的鼾声吵得睡不着。

入睡方法

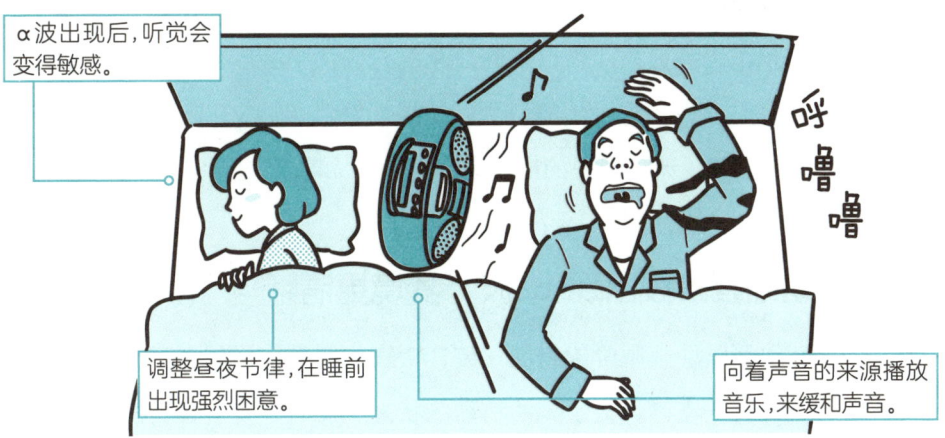

- α波出现后，听觉会变得敏感。
- 调整昼夜节律，在睡前出现强烈困意。
- 向着声音的来源播放音乐，来缓和声音。

ADVICE
为了确保安全，睡前听觉会更敏感

犬吠声、音乐的重低音、伴侣的鼾声、风声、雨声……白天我们可能不会注意到这些声音，但到了晚上想要睡觉时，就会觉得这些声音很吵。这是因为大脑正在监视周围，确保安全。另外，在刚开始睡觉时，迷走神经的活跃度降低、鼓膜放松，会清楚地听到低音域的声音。但如果能向着声音的来源处小声地播放音乐，这些声音就会受到干扰，不容易被注意到。

> **理论解析**
>
> 闭上眼睛后，大脑内会出现α波。随着α波的增加，听觉也会越来越敏感。这是因为在进入睡眠之前，大脑会监视周围是否存在危险，以更好地保护自身安全。同时，这也标志着大脑正在顺利地进入睡眠。

为什么会出现"鬼压床"

大脑虚构的影像体验

有人会在睡觉时频繁出现"鬼压床"现象。"鬼压床"也叫作睡眠麻痹,在"浅度睡眠→深度睡眠→浅度睡眠"的这一循环过程中,多出现在最后的快速眼动睡眠阶段。

但是,如果在刚刚进入睡眠状态时就出现了快速眼动睡眠,"鬼压床"出现的频率也会更大。当自主神经紊乱时,大脑会虚构出符合身体状态的影像,有时也会看到可怕的东西。如果能够避免后文TIPS 60中提到的四种行为,"鬼压床"现象的出现频率也会大大降低。

快速眼动睡眠阶段出现 α 波,梦境更清晰

如果在快速眼动睡眠阶段出现α波,抗重力肌的作用就会完全消失,身体也会因此失去支撑,处于无法活动的状态,此时,梦境会更加清晰。在快速眼动睡眠阶段,心跳、呼吸都会加快,自主神经也会过度活跃以致紊乱。在大脑快速发育的青春期,"鬼压床"现象的出现频率会比较高,从20岁开始,这一现象会慢慢地不再出现。

但是,如果睡眠节律紊乱,即使到了25岁以后,也会频繁出现"鬼压床"现象。例如,白天打瞌睡的时间非常分散,有时在上午,有时在中午,有时又在傍晚,那么本应该清醒的时间段内就会夹杂着睡眠。

因为不能将睡眠时间段和清醒时间段明确地区分开来,所以在打瞌睡时就会突然进入快速眼动睡眠阶段,"鬼压床"现象也会随之出现。

同样的,如果在睡觉之前使大脑更清醒,或者即使很困了也继续躺在床上看视频,最后看着视频睡着,睡眠和清醒之间间隔的时间就会延长,快速眼动睡眠阶段出现"鬼压床"现象的频率也会更大。

第 4 章

熟睡方法：
解决半夜突然醒来的问题

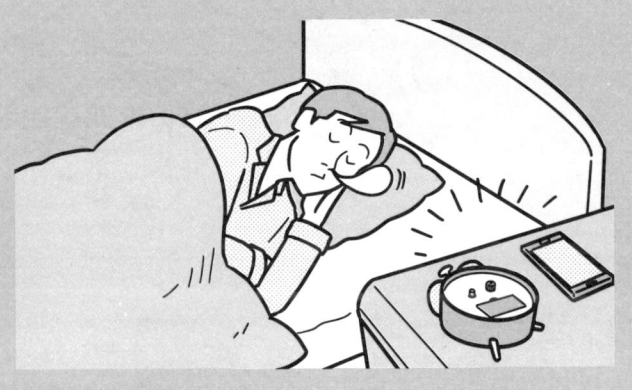

TIPS

49 夜里醒来时不要看时间

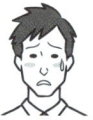

一定会在凌晨2点半醒来。

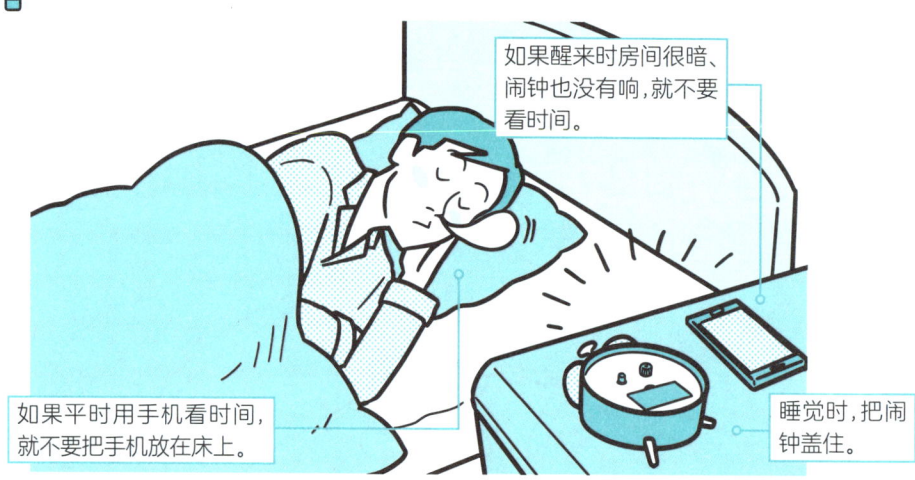

如果醒来时房间很暗、闹钟也没有响，就不要看时间。

如果平时用手机看时间，就不要把手机放在床上。

睡觉时，把闹钟盖住。

ADVICE

越是看时间，越会在同一时间点醒来

睡觉时可以把闹钟盖住，即使在夜里醒来，也不要去看时间。如果平时用手机看时间，睡觉时就不要把手机放在床上。而且，只要醒来时房间很暗或闹钟没有响，就尽量不要看手机。半夜醒来时，就在心里默念自己理想的起床时间，通过将起床时间语言化，也能够减少在半夜醒来的情况。

 理论解析

如果已经将起床时间语言化，那么在起床时间的3小时前，在起床准备中发挥着重要作用的肾上腺皮质激素以及皮质醇，就会加快分泌。因此，越是在夜里醒来时看时间，就越容易在同一时间点醒来。为了促使大脑做好起床准备，可以将理想的起床时间语言化，正确地利用这一功能。

| TIPS

50 确认夜里醒来时的清醒程度

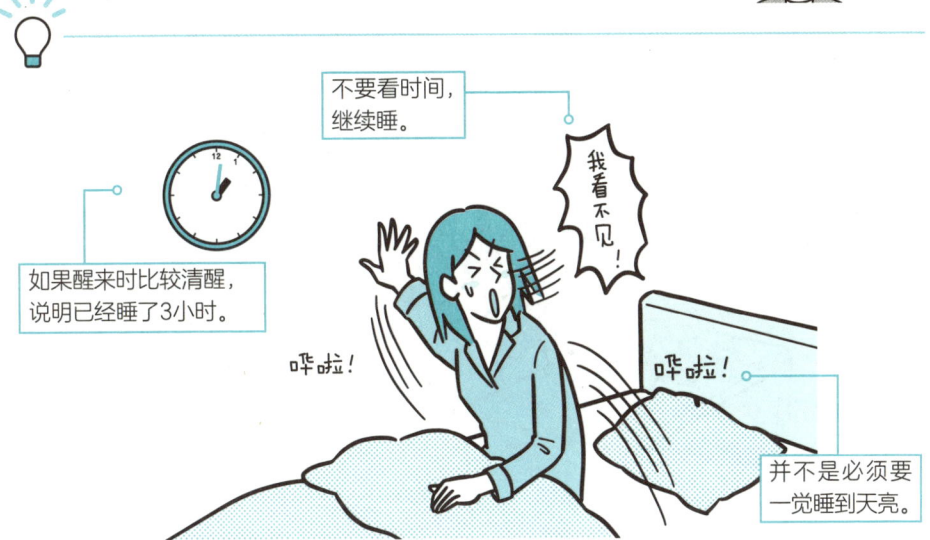

半夜醒来后，觉得又没睡好，非常失落。

不要看时间，继续睡。

我看不见！

如果醒来时比较清醒，说明已经睡了3小时。

哗啦！ 哗啦！

并不是必须要一觉睡到天亮。

熟睡方法

ADVICE
醒来时头脑清醒，说明已经睡了3小时

虽然一觉睡到天亮的确会更满足，但这也并不意味着一定不能在半夜醒来。如果醒来时比较清醒，就说明已经睡了大约3小时。只要在醒来前连续睡了3小时，并且在醒来后还能再睡大约30分钟，从医学角度来讲，就不会有什么问题。因此，夜里醒来后，不要看时间，继续睡吧。

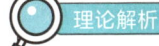 理论解析

　　深度睡眠即为慢波睡眠。在慢波睡眠的过程中，我们不会中途醒来。而且，如果能进入慢波睡眠，醒来后就会觉得大脑和身体都得到了休息。慢波睡眠多集中于刚刚进入睡眠状态的前3小时。因此，不必过度纠结一定的睡眠时间，睡醒后觉得身心有所恢复最重要。

TIPS

51 躺了30分钟也没能再睡着，就下床

半夜一旦醒来就睡不着了。

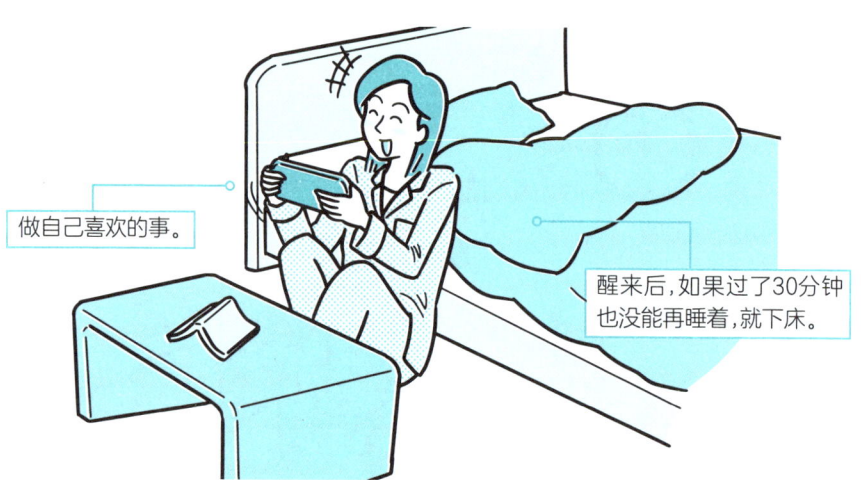

做自己喜欢的事。

醒来后，如果过了30分钟也没能再睡着，就下床。

ADVICE
睡不着的时候不要躺在床上

如果躺在床上过了30分钟也没能再次入睡，不安和焦虑就会随之而来，人就会感到不愉快，这个时候一定不要继续躺在床上。如果不玩手机、不看电视或不开灯会让你觉得有压力，那就不必继续坚持，就当空闲时间增多了，去做自己喜欢做的事情吧！保持心情愉悦最重要。

理论解析

如果无法再次入睡，但还是躺在床上，大脑就会认为床是想心事的场所。因此，不仅要提高刚睡觉时的睡眠效率，也要提高再次入睡时的效率。在核心体温最低的凌晨，人最容易感到困倦，也最容易迷迷糊糊地睡着。

TIPS

52 把腿抬至比腰高的位置

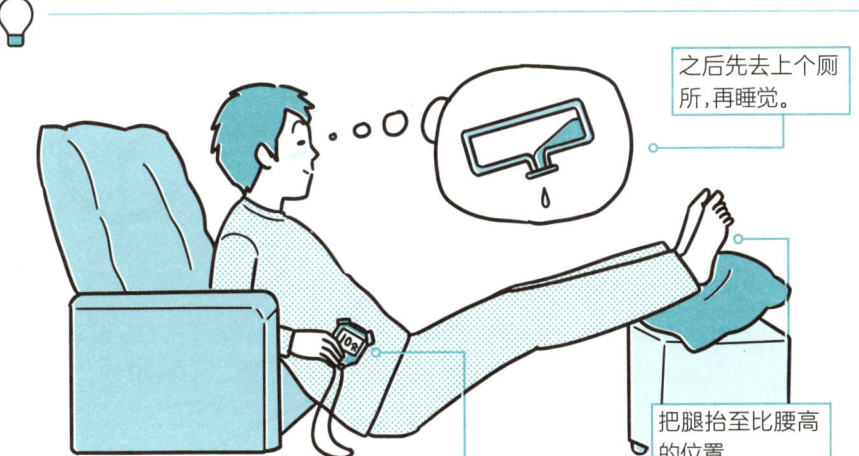

经常半夜起来上厕所。

之后先去上个厕所，再睡觉。

把腿抬至比腰高的位置。

保持10分钟就可以。

熟睡方法

ADVICE
把水分集中到身体中心

利用睡前放松的时间，试着把腿抬至比腰高的位置。大约持续10分钟，之后去上个厕所，再睡觉。在半夜起床排尿，腿会更容易浮肿。因此，促进体内水分的循环以及排泄非常重要。

理论解析

受重力的影响，体内的水分会堆积在脚部。如果在这种状态下平躺，水分就会向身体中心移动，半夜也会因此出现尿意。但是，如果能够减少脚部堆积的水分，夜里的尿意就会减轻。因此，在睡前将身体内的水分集中到身体中心，促进提前排尿，这样就能够减少起夜了。

| TIPS | 地点 饮食 沐浴方式 光线 运动 睡眠计划 身心管理 |

53 睡前温暖骶骨

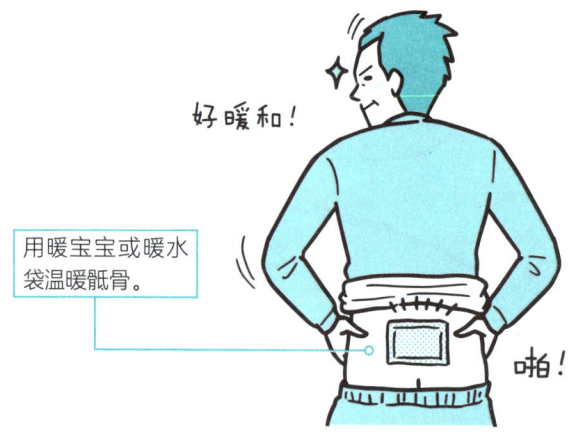

一感到冷就想爬起来上厕所。

用暖宝宝或暖水袋温暖骶骨。

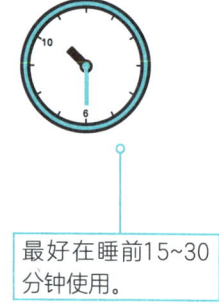

最好在睡前15~30分钟使用。

ADVICE
睡前降低肾脏的活跃程度

腰部往下靠近臀部的骨头就是骶骨。在睡觉前，提前15~30分钟用暖宝宝或暖水袋温暖这一位置。可以在椅子或沙发的座位上贴一片暖宝宝，或是在床上放置暖水袋（放在躺下后骶骨的位置）。但是，在睡眠过程中身体需要散热，因此要避免使用电热毯等一直加热。

理论解析

温度降低会使肾交感神经变得活跃，晚上的尿液量也会随之增加，导致起夜更加频繁。骶骨处分布着副交感神经节，如果能够温暖骶骨、提高副交感神经活跃度，交感神经的活跃度就会降低，尿液量也会减少。

TIPS

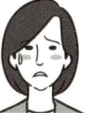

54 增加白天上厕所的次数

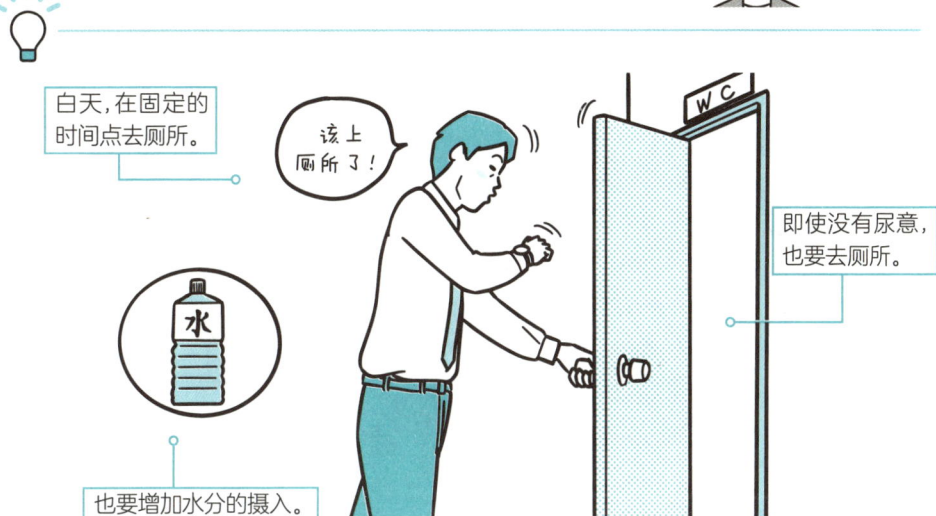

熟睡方法

ADVICE
使身体养成排尿规律

为了增加白天去厕所的次数，即使没有尿意，也可以去厕所。试着在休息日实践一下。去了厕所后也许会发现，即使没有尿意，身体也能够习惯，有意识地养成在白天分散排尿的规律。在增加白天排尿次数的同时，也要增加水分的摄入，如此才能够保证摄入与排泄间的平衡。

 理论解析

一般情况下，成人每天的排尿量在1000～2000毫升。如果白天没能排尿，晚上的排尿量就会增加，身体也会逐渐养成晚上排尿的习惯，起夜次数自然就会增多。另外，白天排尿量减少也会使得白天的水分摄入量减少，身体会容易脱水，而且更容易感到疲惫。成人每天应摄入2升水。

TIPS

55 尝试"数码排毒"

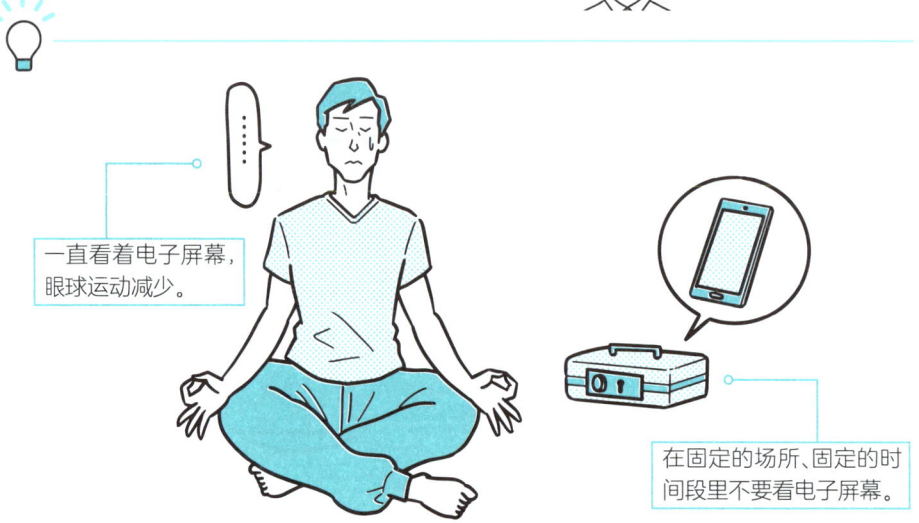

ADVICE
眼球运动减少，会使身体难以感受到尿意

一直看着电子屏幕会使身体很难感受到尿意，白天排尿的次数也会减少，而晚上排尿的次数就会增加。尽量不看电子屏幕，尝试一下"数码排毒"吧。提前确定不看电子屏幕的场所或时间段，这样实践起来会更容易。先试着在周末的某一小时内远离电子屏幕吧。

理论解析

在尿频的治疗中，常会使用抑制乙酰胆碱发挥作用的抗胆碱能药物。而当眼球运动增加时，乙酰胆碱的分泌就会随之增加。因此在书店看书时，人会更容易产生尿意。相反，如果一直盯着电子屏幕，乙酰胆碱的分泌就会减少，人就很难感受到尿意。

TIPS

56 锻炼小腿肌肉，预防打鼾

> 有时会因为打鼾把自己憋醒。

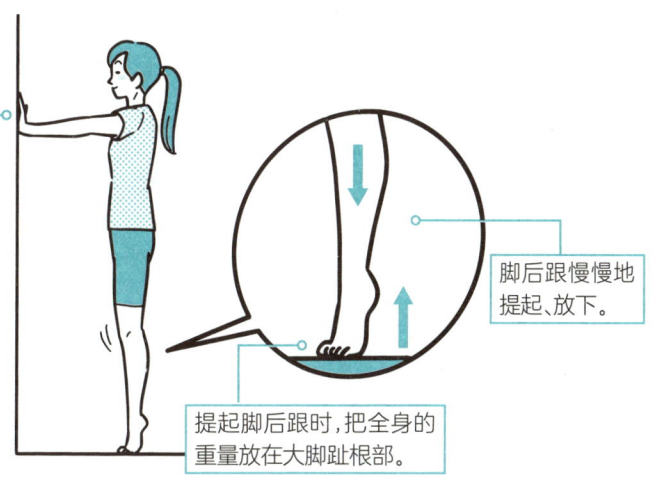

扶着墙壁或椅子，以防摔倒。

脚后跟慢慢地提起、放下。

提起脚后跟时，把全身的重量放在大脚趾根部。

熟睡方法

ADVICE
促进体内水循环，预防打鼾

在刷牙时、等地铁时或是工作的间隙尝试提踵运动。把脚后跟慢慢地提起、放下，每天重复20次即可。锻炼小腿肌肉，能够促进体内水分循环，避免睡觉时呼吸不畅。建议经常水肿的人积极地尝试。做提踵运动时，可以扶着墙壁或椅子，以防摔倒。另外，提起脚后跟时，要把身体重量放在大脚趾根部。

理论解析

体液转移假说指出，水分会因为重力的原因集中在脚部，而在躺下后，水分便会移动。因此，晚上睡觉时脖子会变粗，也会出现打鼾的问题。肌肉就相当于水泵的作用，能够通过收缩和放松促进体内水分的移动。其中，小腿肌肉对于抵抗重力、促进水分移动发挥着重要作用。

TIPS

57　锻炼翻身时用到的肌肉

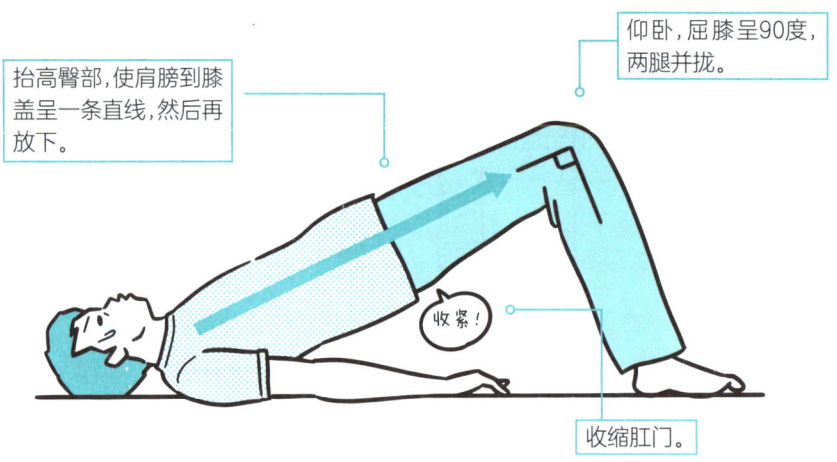

半夜醒来时，全身都是汗。

抬高臀部，使肩膀到膝盖呈一条直线，然后再放下。

仰卧，屈膝呈90度，两腿并拢。

收紧！

收缩肛门。

ADVICE
翻身能够促进身体散热

如果不能顺利地翻身，睡觉时汗液就会很难干燥，我们也会因此在半夜醒来。而臀桥运动能有效改善这一情况。仰卧，屈膝呈90度，两腿并拢，收缩肛门。慢慢地抬起臀部，使肩部到膝盖呈一条直线，然后再慢慢地放下。每天重复5次即可。

理论解析

翻身能促进被子里面以及身体和睡衣之间的空气流通，加速热量散发，降低人体核心温度。一般情况下，人每天晚上大概会翻身20次。翻身时，需要借助臀部力量将身体抬起，然后再翻转。由此可见，锻炼臀部肌肉非常重要。

TIPS

58 区分汗液的黏稠度

因为盗汗，全身黏糊糊的，很不舒服。

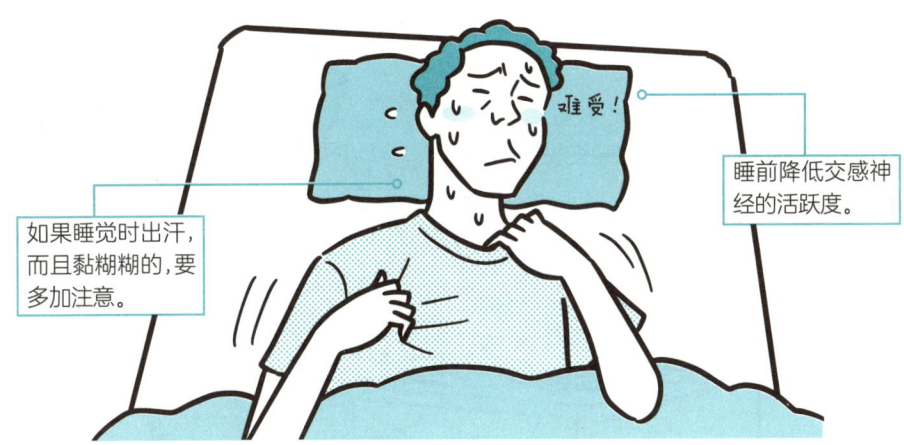

如果睡觉时出汗，而且黏糊糊的，要多加注意。

睡前降低交感神经的活跃度。

熟睡方法

ADVICE
汗液黏稠，说明睡眠质量差

睡觉时盗汗，一定要先观察一下汗液的黏稠度。若是睡眠质量较好，副交感神经就会更加活跃，汗液中酶的含量也会更多，汗液会清爽一些。相反，若是交感神经更加活跃、睡眠质量较差，汗液就会更加黏稠。建议通过睡前减少看电子屏幕的时间、把房间调暗、温暖脖子和骶骨等方法，来降低交感神经的活跃度，避免汗液过于黏稠。

理论解析

当交感神经较活跃时，唾液以及汗液中的黏性物质、黏液素的含量就会增加，汗液就会变得黏糊糊的。黏液素能够保护黏膜、调整肠胃状态，在黏性食物中含量较多，适量摄取能够预防苦夏。

| TIPS |  |

59 喝酒前，先喝1杯水

晚上喝酒需要注意些什么？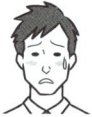

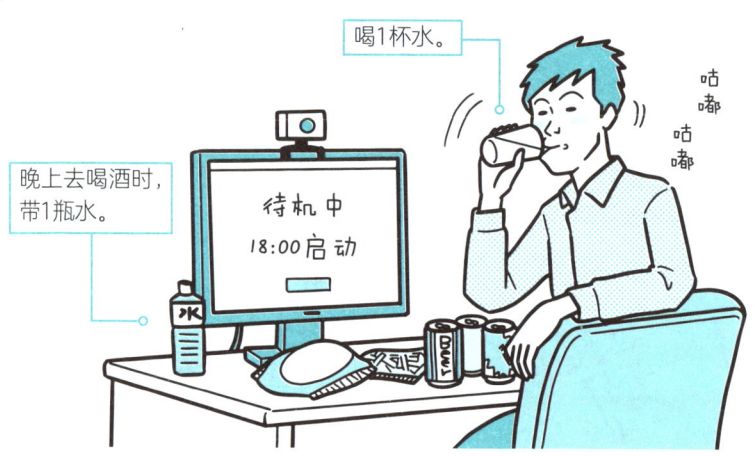

喝1杯水。

晚上去喝酒时，带1瓶水。

咕嘟咕嘟

待机中
18:00启动

ADVICE
提前补充流失的水分

喝酒后，虽然会变得很兴奋，但是大概3小时后，困意就会出现。如果利用这一特点，睡前喝酒助眠，酒精的利尿作用就会使身体脱水，也会使大脑清醒，从而导致在夜里醒来，睡眠质量变差。因此，为了预防脱水，建议在喝酒前先喝1杯水。最好喝多少酒，就提前补充多少水。

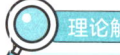 理论解析

酒精不仅会对保持大脑清醒的多巴胺以及谷氨酰胺产生作用，也会对抑制神经、与睡眠相关的γ-氨基丁酸产生作用。酒精虽然有催眠的效果，但同时也会引起睡眠问题。另外，酒精有利尿作用，会导致体内水分流失过多，容易发生脱水。

| TIPS | 地点 饮食 沐浴方式 光线 运动 睡眠计划 身心管理 |

60 避免会引起噩梦的行为

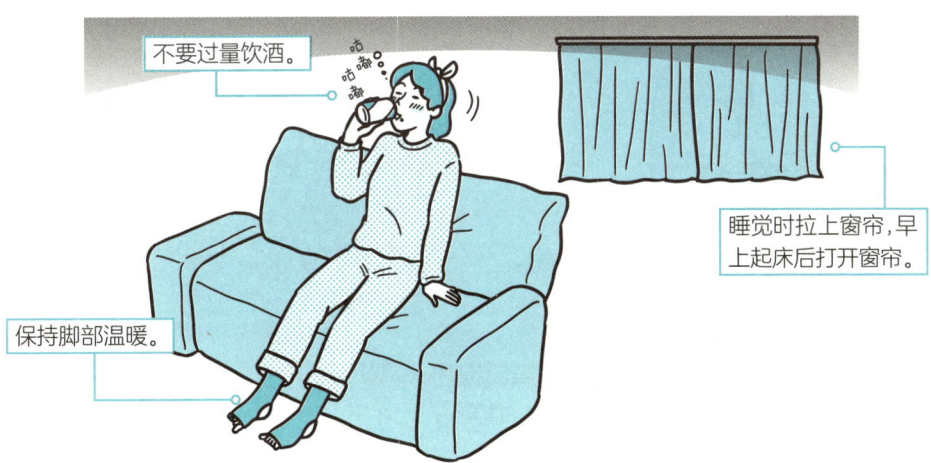

总是做噩梦……

不要过量饮酒。

睡觉时拉上窗帘,早上起床后打开窗帘。

保持脚部温暖。

熟睡方法

ADVICE
避免这四种行为

从医学角度来讲,噩梦是指睡觉时心跳和呼吸加速、出汗、大喊,然后醒来的现象。如果只在临睡醒时做噩梦,那并不能说明有睡眠问题。日常生活中,这四种行为会使我们在快醒来时做噩梦:开着灯睡觉、早上依然关着窗帘睡回笼觉、双脚变冷以及过量饮酒。因此,为了减少做噩梦的频率,一定要尽量避免这四种行为。

理论解析

在非快速眼动睡眠阶段,即使不记得梦的内容,但仍会一直做梦,就像是想心事一样。而在快速眼动睡眠阶段,杏仁体与神经接触,会带来害怕等感受。一般来说,快速眼动睡眠集中于睡眠后期,但如果睡眠环境较差,快速眼动睡眠也会出现在不适宜的时间点。

111

| TIPS | 地点 饮食 沐浴方式 光线 运动 **睡眠计划** 身心管理 |

61 防止睡觉时大脑中出现爆炸声

睡觉时会突然听到"嘣——"的声音,然后醒来。

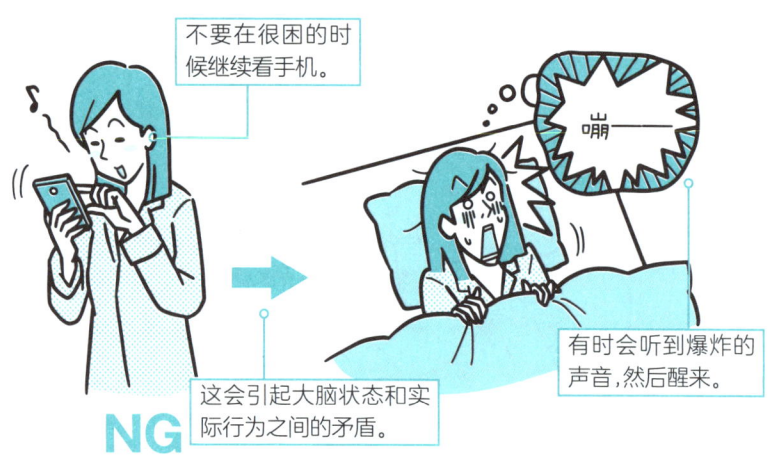

不要在很困的时候继续看手机。

这会引起大脑状态和实际行为之间的矛盾。

NG

有时会听到爆炸的声音,然后醒来。

ADVICE
改变大脑的重力方向

迷迷糊糊打盹或快起床时,大脑中可能会出现爆炸的声音,这种现象被称为"爆炸头综合征"。虽然具体原因尚不明确,但是一些阻碍大脑或是身体进入睡眠的行为,都会引发这种现象。比如,在吃了安眠药后又摄取咖啡因,或是刚开始睡觉身体散热时,身体突然降温等。

理论解析

虽然关于爆炸头综合征具体病例的相关报道较少,但实际体验过的人却不少。如果同时服用安眠药和咖啡,那么在安眠药提高腺嘌呤核苷活跃程度,促进γ-氨基丁酸发生作用的同时,咖啡因也会发挥其抑制作用。如此,大脑会无法协调进入睡眠状态,出现爆炸头综合征的可能性也会大大增加。

TIPS

62 前倾侧卧姿势能有效改善打鼾

有时会因为打鼾把自己憋醒。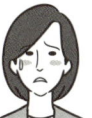

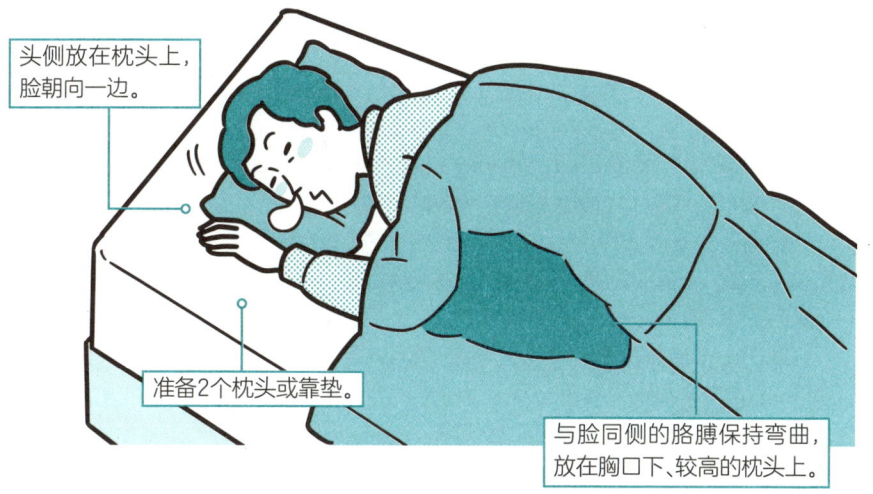

- 头侧放在枕头上，脸朝向一边。
- 准备2个枕头或靠垫。
- 与脸同侧的胳膊保持弯曲，放在胸口下、较高的枕头上。

熟睡方法

ADVICE
利用重力使呼吸顺畅

准备2个枕头或靠垫，趴在床上，头侧放在其中一个枕头上，脸朝向一边。与脸同侧的胳膊保持弯曲，并在这一侧的胸口下放置另一个枕头，把胳膊放在枕头上，另外一只胳膊贴紧身体。为了能使身体弯曲，可以选择高一些的枕头垫在胸口下。在刚开始睡觉时保持这一姿势，通常大约30分钟之后人就会翻身，因此醒来时是仰卧的姿势也没关系。试着坚持4天以上。

113

理论解析

前倾侧卧是指脸面向一侧，并向前倾斜的姿势。在这种姿势下，因为重力，咽喉部以及舌头的肌肉都会向前移动，呼吸道自然能够打开。另外，因为后背的活动不受限制，所以肋骨能够向后移动，进而能够促进腹式呼吸。如果能做到在刚开始睡觉时不打鼾，睡眠质量就会提高。

人体一共有12对肋骨，上半部分与下半部分的肋骨对于呼吸的作用各不相同。其中，第2对至第10对肋骨与呼吸相关。如果吸气时，上半部分的第2对和第3对肋骨发生移动、使胸部扩张，那么此时的呼吸方式则为胸式呼吸。但是，如果下半部分的第4对至第10对肋骨向身体两侧或后背移动，此时的呼吸方式则为腹式呼吸。虽然呼吸肌会主动移动，但也可以有意识地改变呼吸方式。如果在咳嗽时感到呼吸困难，可以试着用手按住胸口进行深呼吸。如此，能够抑制上半部分的肋骨向上移动，进而促进下半部分肋骨的移动，形成腹式呼吸。与胸式呼吸相比，腹式呼吸每一次的时间跨度更长，而且随着呼吸次数的减少，心率也会减少。如果在睡前或入睡时采用腹式呼吸，身体就会处于低代谢的状态，大脑也会进入深度睡眠。深度睡眠状态下，一般不会打鼾，因此，**腹式呼吸能够延长深呼吸的时间跨度，并可以有效改善睡眠过程中的打鼾问题。**

有的医生会建议患有睡眠呼吸暂停综合征的患者减重。这是因为咽喉深部脂肪较多会使气道变得狭窄，呼吸也会更困难。但是，由于体质原因，患有睡眠呼吸暂停综合征的人一般很难减重。

若是在入睡时使用腹式呼吸，引导大脑进入深度睡眠，生长激素的分泌就会增加，减重也会变得简单。

了解更多
前倾侧卧姿势的几个要点

下面将详细介绍前倾侧卧姿势。在这一姿势中，头枕着一个枕头，胸口处垫着一个枕头，胸口下的枕头最好稍微高一些。许多人认为趴着时应该让头部更高，把身体抬起来。但实际上，需要在胸口垫一个稍高的枕头，使身体弯曲。这样，身体就能够受重力的影响自然下垂。

采用前倾侧卧的姿势可能会让人在刚开始睡觉时流口水。这是因为睡前副交感神经活跃，唾液中酶的含量增加，口水较为干爽，所以趴着时口水就流出来了。口水中含有杂菌，流出来比含在嘴里更卫生。可以提前在嘴边铺上毛巾接住口水。

TIPS

63 解决午睡时身体突然抽动的问题

打瞌睡时,身体会突然抽动,十分尴尬。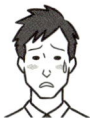

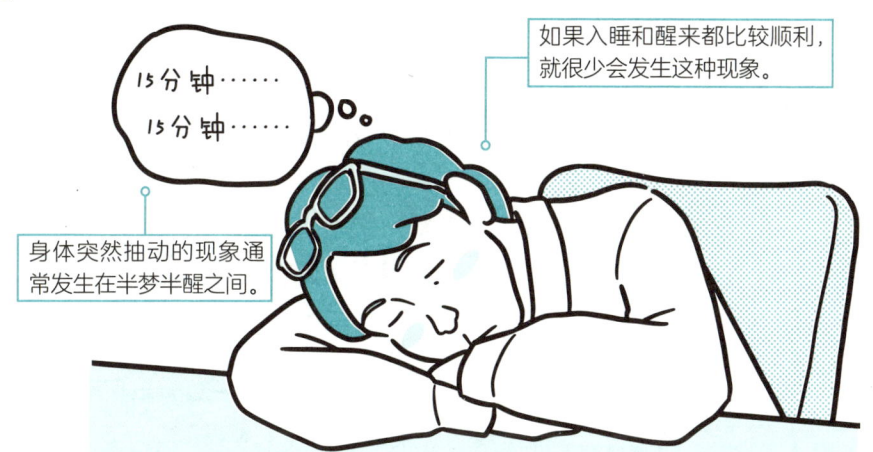

如果入睡和醒来都比较顺利,就很少会发生这种现象。

身体突然抽动的现象通常发生在半梦半醒之间。

熟睡方法

ADVICE
起床困难时,身体容易抽动

打瞌睡时,身体有时会突然抽动,并且发出很大的响声。这种现象被称为生理性肌阵挛,当α波转化为θ波时常会出现这种现象。如果入睡或起床比较困难,有很长时间意识都比较模糊,肌阵挛现象出现的可能性也就更大。虽然这种现象并不会带来什么危害,但是如果能养成顺利入睡、顺利起床的习惯,那就不会为这一现象而感到尴尬了。

> **理论解析**
>
> 肌阵挛是指主动肌和拮抗肌同时收缩。例如在屈肘动作中,使肘部弯曲的肌肉即为主动肌,而放松的肌肉则是拮抗肌。如果这两部分肌肉同时收缩,就会出现突然抽动的现象。在刚入睡肌肉放松时,出现肌阵挛现象的可能性更大。

115

TIPS

64 充分咀嚼小菜，预防酒后打鼾

如果睡前喝酒，打鼾就会很严重。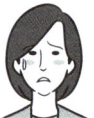

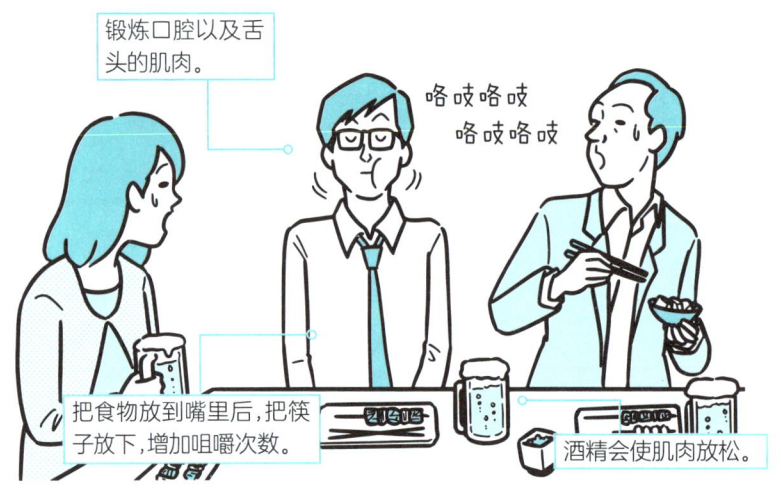

锻炼口腔以及舌头的肌肉。

咯吱咯吱
咯吱咯吱

把食物放到嘴里后，把筷子放下，增加咀嚼次数。

酒精会使肌肉放松。

ADVICE
喝酒时充分咀嚼小菜

过量饮酒会使全身无力，睡觉时也容易打鼾。这是因为酒精能够使肌肉放松。其中，受酒精影响最大的是下颚周围的肌肉，因此喝醉时会出现口齿不清的情况。而且，如果下颚周围的肌肉比较放松，咽喉就会被堵住，也会容易引起打鼾。血清素有抑制打鼾的作用，咀嚼能够促进血清素的分泌。在喝酒时充分咀嚼小菜，能预防酒后打鼾。

 理论解析

酒精能让抵抗重力、支撑身体的抗重力肌得到放松，而下颚周围的肌肉在抵抗重力中发挥着重要的作用。如果下颚处的肌肉放松，受重力的影响，肌肉就会发生移动，进而堵住气道。平时吃饭时，把食物放到嘴里后，就可以把筷子放下，以此来增加咀嚼次数。

COLUMN

长大后，睡眠时长会缩短

不必追求年轻时的睡眠时长

有人会在咨询睡眠问题时提到："想要像年轻时那样酣睡一整夜。"年轻时之所以睡眠时间长，是因为身体尚未发育成熟。如果年龄大了，但还追求年轻时的睡眠时间，只会降低对睡眠的满意度。随着年龄的增长，身体已经不再需要长时间的睡眠，因此不必纠结睡眠时间，关键是要确认在醒来4小时后会不会感到困倦。白天能够精力充沛地做自己想做的事情很重要。调整与当下年龄相符的睡眠状态吧！

随着年龄的增长，身体所需睡眠时间会减少的原因

随着年龄的增长，有两个原因会导致睡眠时间减少。首先，基础代谢率下降，身体难以维持长时间的睡眠。其次，在睡眠过程中，大脑会对信息进行处理，但随着年龄的增长，大脑内积累的经验越来越多，信息处理能力越来越强，能够在短时间内对信息进行处理。

随着经验越来越多、大脑越来越熟练、信息处理不再需要很多时间，睡眠时长则会变短。因此，不必追求和身体各项机能还不成熟时一样的睡眠。年纪大了以后，睡眠节律也会很难固定，更容易出现早睡早醒的现象。

但是从另一个角度来讲，这也意味着睡眠节律更容易调整。有人不再觉得上夜班很痛苦，也有人能够调整昼夜节律进而轻松地在理想的时间点起床。总之，只要能够养成与年龄相符的生活习惯，睡眠的满意度自然就能提高。

第 5 章

击退困意：
解决白天总想睡觉的问题

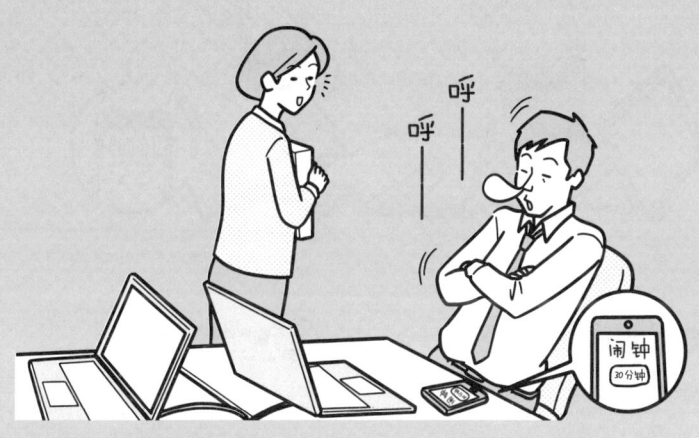

TIPS 65 判断是睡眠时间不足还是睡眠质量差

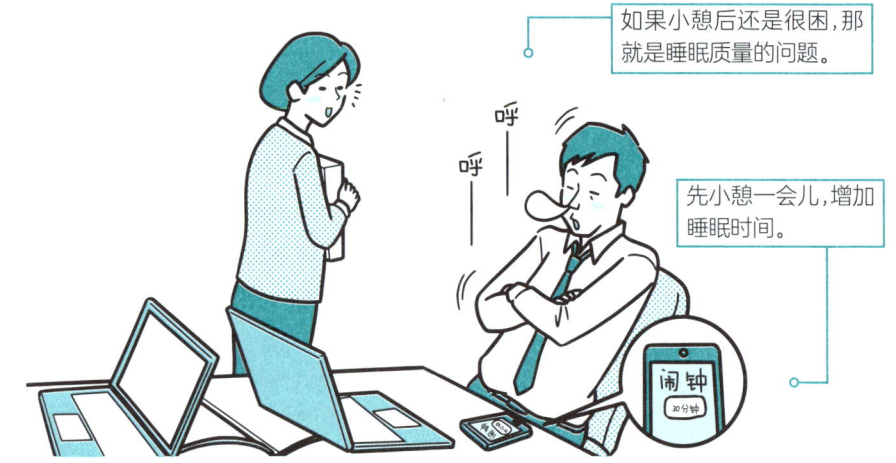

总是很困……

如果小憩后还是很困,那就是睡眠质量的问题。

先小憩一会儿,增加睡眠时间。

ADVICE
首先确认睡眠时间是否充足

在连休的几天里早睡并延长睡眠时间后,下一周白天感到困倦的情况能有所缓解,这就意味着白天犯困的是因为睡眠时间不足。在这种情况下,请参考下一节介绍的方法,增加睡眠时间。如果晚上睡了很久,但白天还是很困,那就是睡眠质量出现了问题。建议尝试TIPS 20或TIPS 23中的方法,来提高睡眠质量。

理论解析

为了减轻白天的困意,首先判断自己是睡眠时间不足还是睡眠质量差。先要确认睡眠时间是否不足,如果延长了睡眠时间,情况还是没有改善,白天犯困就是由睡眠质量差引起的。

TIPS

66 增加累计睡眠时间

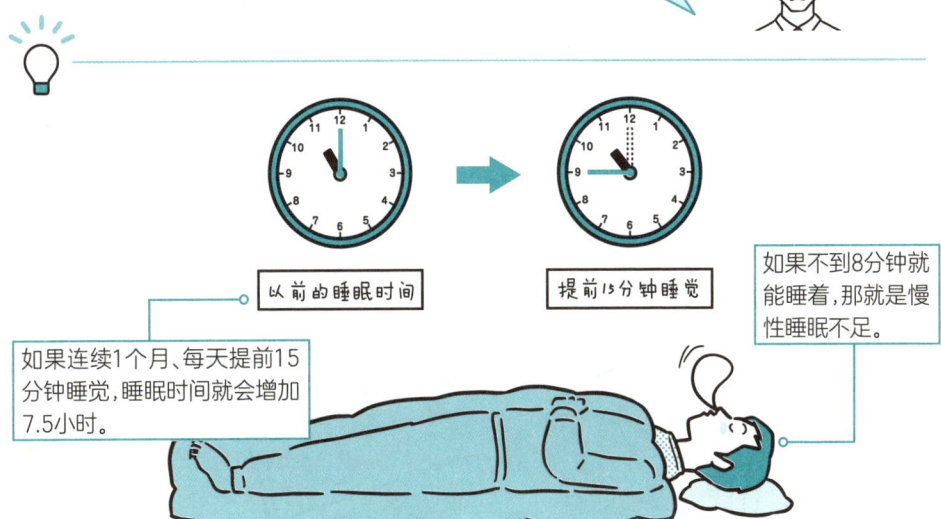

一直都是睡4小时,很难增加到5小时。

以前的睡眠时间 → 提前15分钟睡觉

如果连续1个月、每天提前15分钟睡觉,睡眠时间就会增加7.5小时。

如果不到8分钟就能睡着,那就是慢性睡眠不足。

击退困意

ADVICE
睡眠时间的增加不必以小时为单位

睡眠时间不必以小时为单位,重要的是每周或每月的累计睡眠时间。如果躺在床上不到8分钟就能睡着,就属于慢性睡眠不足。建议每天提前几分钟睡觉,增加累积睡眠时间。连续1个月、每天提前15分钟睡觉,累积睡眠时间就会增加7.5小时。不必固定入睡时间,试着在统一起床时间的基础上,每天早睡几分钟吧。

理论解析

从闭上眼睛到大脑进入睡眠状态,大概需要10分钟。这10分钟内应该会有似睡非睡的时间,因此,如果是在瞬间失去意识,那很有可能是睡眠不足。如果累计睡眠时间充足,在刚睡着时就会有似睡非睡、全身放松以及很舒服的感觉。

TIPS

67 提前30分钟吃晚餐

晚上总是很忙乱,睡觉时间也变晚了。

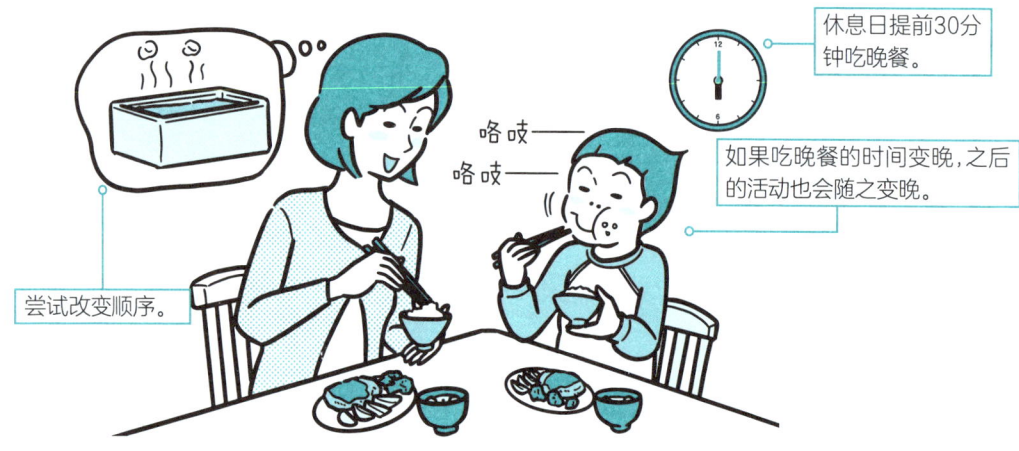

尝试改变顺序。

休息日提前30分钟吃晚餐。

如果吃晚餐的时间变晚,之后的活动也会随之变晚。

ADVICE
较晚吃晚餐或洗澡,会导致晚睡

晚上的活动顺序基本上是固定的,晚餐后的活动往往很难在吃晚餐前完成。如果吃晚餐的时间比较晚,之后的活动都会因此变晚,我们也就无法提前睡觉。可以先试着确定夜生活的开始项目,比如吃晚餐或洗澡,并在休息日将这一行为提前30分钟。慢慢地,在工作日也提前30分钟。

理论解析

很多人都会认为,自己每天的行为都是根据自己的意志进行的,但实际上,很大一部分行为已经被大脑基底节的纹状体习惯化了。改变习惯化的行为会消耗很大一部分能量,但是如果只改变行为的顺序,消耗的能量就会大大减少。如果想要改变习惯,就先从改变行为的顺序开始吧。

\ 了解更多 /
吃晚餐时间变晚是睡眠节律紊乱的前兆

有患者在出现心理问题后，停职来到医院调节睡眠。但并不是睡眠恢复正常就万事大吉了。重要的是了解睡眠节律再次紊乱的前兆，防止复职之后睡眠问题再次出现。

实际上，睡眠问题再次出现之前，通常会有前兆，那就是吃晚餐的时间变晚。在睡眠问题刚解决后，患者会非常注意保障睡眠时间。但是，在繁忙的生活中，不能只考虑睡眠的问题。在复职大概1个月后，有可能会因为加班或休息日外出等，出现很晚才吃晚餐的情况。如果吃晚餐的时间比较晚，之后的活动也会随之推迟，睡觉也会因此变晚，进而出现睡眠不足的问题。如果大脑中留有很晚才吃晚餐的记忆，大脑就会记住这一模式。于是，渐渐地，就会形成很晚吃晚餐的习惯。如果有时因为忙，到了半夜12点也无法睡觉，即使到了休息日或提前下班回家，吃晚餐的时间也很有可能会变晚。

若是能在注意到这一点后提前吃晚餐，那就不会出现慢性睡眠不足的问题了。在时间充足的情况下，尝试把吃晚餐的时间提前到更早。这样就会感到夜晚的时间变长了，大脑也会记住这一新的模式。

击退困意

理论解析

习惯是由大脑基底节的条状体形成的，但我们也可以使用元认知，从第三者的角度审视自己，让条状体更好地为自己服务。如此，就能够让大脑体验我们所期望的行为，形成既定事实，使行为习惯化。化妆的时间、吃晚餐的时间、洗澡的时间可能已经形成了习惯，不论是时间还是顺序每天都是一样的。**但是，在时间紧张或事情比较多的时候，可以试着改变一下顺序。**比如，在吃早餐之前先化妆、回家之后马上洗澡、在17点身体放松之前提前吃晚餐……如此，平时不可能的行为成了既定事实，并且留在了大脑中，之后的行为也会更容易调整。来试着熟练运用习惯，增加自己所期望的行为吧。

TIPS

68 就寝前绝不要睡觉

回家之后，会在看电视的时候迷迷糊糊地睡着。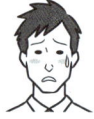

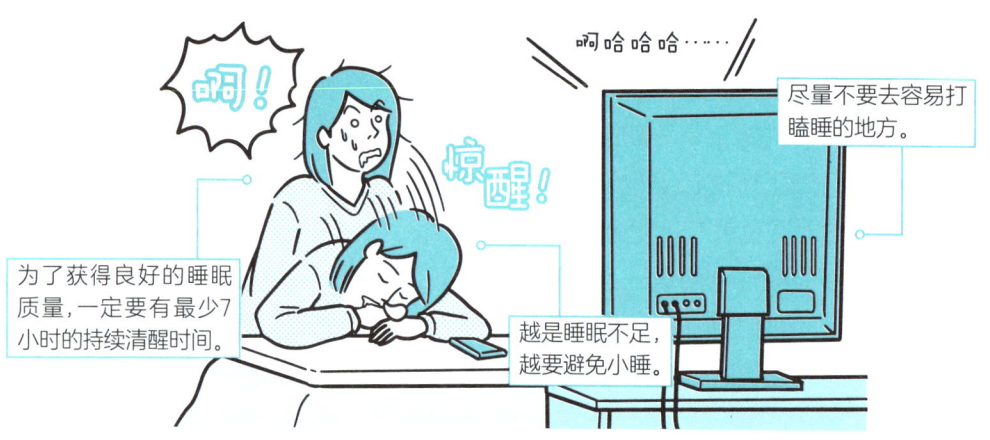

为了获得良好的睡眠质量，一定要有最少7小时的持续清醒时间。

尽量不要去容易打瞌睡的地方。

越是睡眠不足，越要避免小睡。

ADVICE
提高睡眠压力

如果习惯在就寝前小睡片刻，睡眠压力就会消失，即使睡很长时间，白天也依然会感到困倦。受大脑基底节习惯化的影响，小睡的场所一般都是固定的，因此在休息日或不累的时候尽量避免在该场所坐着。如果能够在白天累积足够的睡眠压力，并且在晚上躺在床上时释放出来，那么次日早上睡醒后就会更清醒，白天的困意也会减少。

 理论解析

睡眠物质会像不断增加的压力一样不断地累积，因此也被称作睡眠压力。为了获得良好的睡眠质量，在入睡前至少要有连续7小时的清醒时间。睡眠不足时，睡眠压力会比平时更高，晚上也更容易进入深度睡眠。

TIPS

69 小憩时把头立起来

下午总是很困。

头一定不要晃动。

趴在桌子上睡也可以。

靠在椅子上睡。

舒服

击退困意

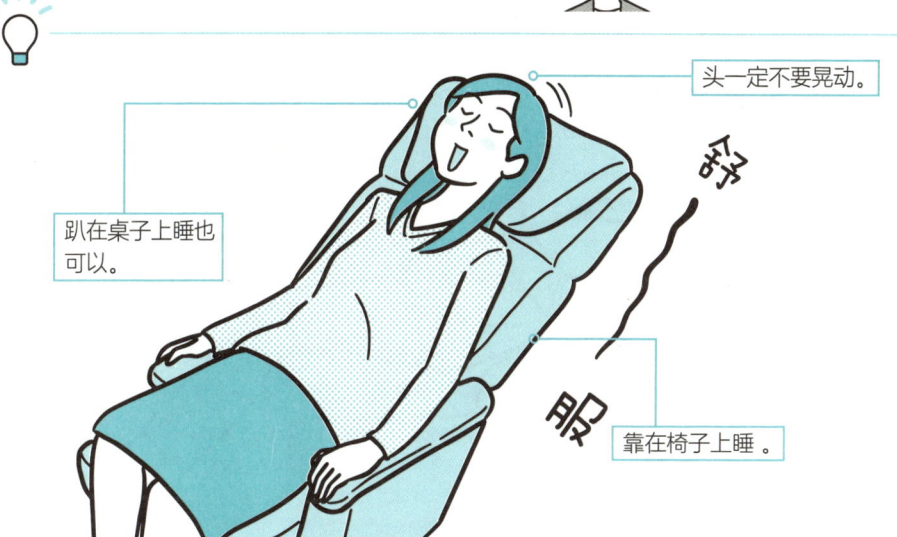

ADVICE
坐着小憩，醒来会更轻松

小憩可以有效缓解困意（参考第1章），但一定不要躺着睡。如果在小憩时，头部左右晃动，脑电波就会出现紊乱。可以使用"U"形枕或靠着墙睡，将头部固定住。若不方便，也可以趴在桌子上睡。坐着小憩时，大概30分钟就会醒来，这样也能够避免睡过头。

理论解析

根据睡眠的深浅程度，睡眠过程一共能分为4个阶段。睡觉时，头部和地面垂直，睡眠就只能进行到第2阶段。因此，在第3阶段和第4阶段深睡时出现的δ波（成人的δ波只在睡眠时出现，如果非睡眠时出现，则属异常），就能够保留到晚上的睡眠过程中。而且在小憩结束后，大脑也会十分轻松。

TIPS

70 想要消除疲劳就完全平躺

筋疲力尽时,即使只有一点时间也想好好休息一下。

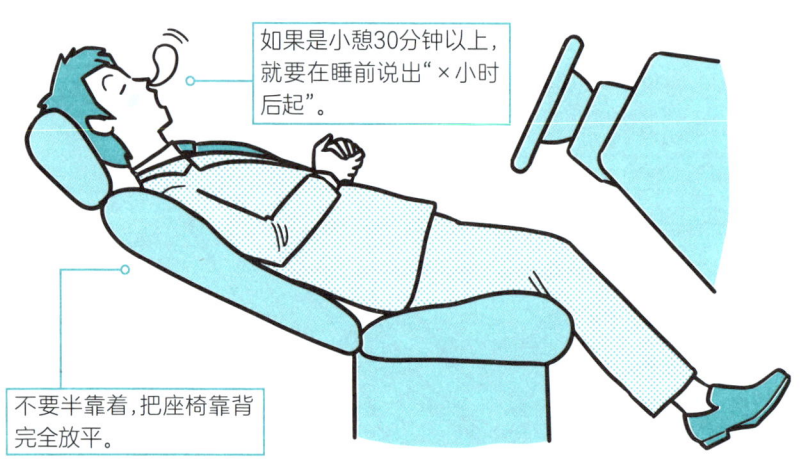

如果是小憩30分钟以上,就要在睡前说出"×小时后起"。

不要半靠着,把座椅靠背完全放平。

ADVICE
很累的时候,要完全平躺着睡觉

因为工作时间的缘故晚上不能睡觉,只能在白天睡,那睡觉时就不要半靠着,要完全平躺。睡30分钟以上时,要使用自我唤醒法,在睡觉前说出起床时间。运动员会在训练后小憩,以此来促进身体精力的恢复。在开车时感到疲劳的司机,也会把车停靠在道路旁,在完全放平的座椅靠背上小憩。

理论解析

如果晚上睡眠时间不足,白天小憩时,首先要补充慢波睡眠。当头立起来时,受到重力的影响,大脑很难进入慢波睡眠。要尽量使头与地面保持平行,以缩短入睡到进入慢波睡眠的时间。

TIPS

71 分析感到困倦的时间段

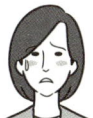
总是很想睡觉。

把一天分为上午、下午、傍晚和深夜4个时间段。

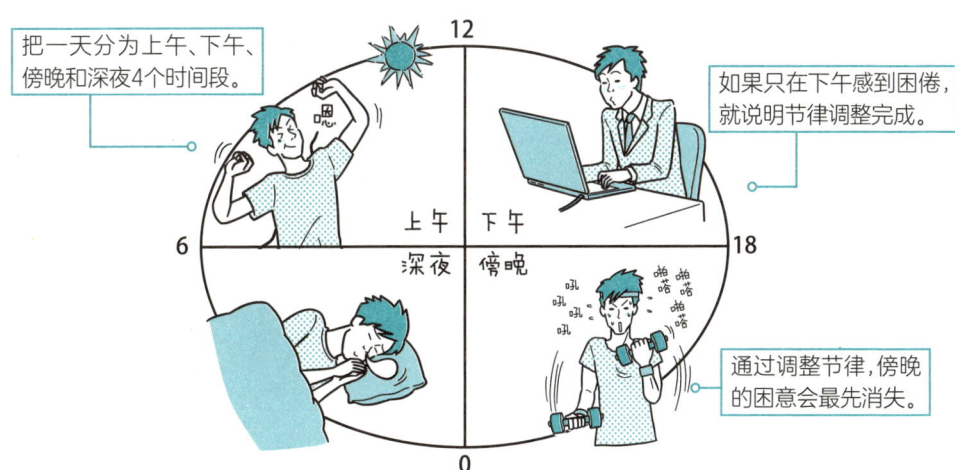

如果只在下午感到困倦，就说明节律调整完成。

通过调整节律，傍晚的困意会最先消失。

击退困意

ADVICE
形成只有下午和晚上犯困的节律

如果把一天的时间分为上午、下午、傍晚和深夜4个时间段，那么经常犯困的人通常只会在深夜感受不到困意。通过感受早上的阳光、提前有计划地小憩、在傍晚进行肌肉训练来调整节律后，傍晚的困意会最先消失，晚上的困意也会随之出现。在这之后，如果上午的困意也渐渐消失，并且只有下午才会有困意，那就说明睡眠-清醒节律的调整已完成。

 理论解析

虽然睡眠-清醒节律很容易向后推移，但人体核心温度的变化节律很难发生变化。起床11小时后，人体核心温度最高，在起床8小时后，困意会出现。如果这两个节律重合，人体核心温度的变化幅度就会变小，人也会因此经常感到困倦。这被称为内在节律失序，会让人的身体状况变差。

TIP

72 减少咖啡因的摄取,防止磨牙

明明已经睡了很长时间,白天还是很困。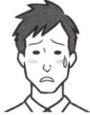

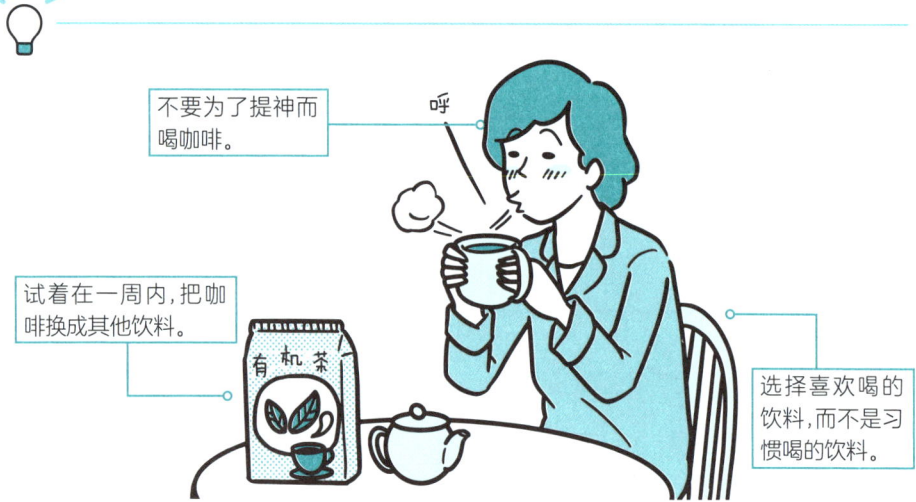

不要为了提神而喝咖啡。

试着在一周内,把咖啡换成其他饮料。

选择喜欢喝的饮料,而不是习惯喝的饮料。

ADVICE
不要习惯性地饮用咖啡

喝了咖啡后,晚上很容易出现磨牙的问题,白天也会因此感到困倦。如果并不是出于喜欢,只是为了提神而选择在早上喝咖啡,或是在疲惫时选择功能性饮料,困意往往就会出现。坚持一周之内不喝咖啡,一周后,选择自己喜欢的饮料,而不是习惯喝的饮料。

> **理论解析**
>
> 睡觉时磨牙,会导致睡眠过程中频繁地出现极短暂的觉醒,也就是微觉醒。虽然不会意识到自己醒来,但也不会有熟睡感,白天就容易感到困倦。如果为了提神而摄入咖啡因,磨牙问题反而会因此加重,如此就会形成一个恶性循环。

\ 了解更多 /
近几年新发现的 γ-氨基丁酸功能

最近，我们经常能在点心、食品、营养品的包装上看到"添加GABA"的字样。GABA就是γ-氨基丁酸，在发酵食品中含量较多。大脑中的血脑屏障能够阻止有害成分进入大脑，而γ-氨基丁酸无法通过血脑屏障。一直以来，人们都认为即使通过食物获取γ-氨基丁酸，也无法进入大脑。但是，近几年有研究表明，只要大量摄取，γ-氨基丁酸就有进入大脑的可能性。此外，临床研究表示，摄取γ-氨基丁酸能够有效促进睡眠，近年来，通过摄取γ-氨基丁酸来提高睡眠质量，受到了人们的广泛关注。但是，在日常生活中我们所摄取的γ-氨基丁酸是足够的。人体每天所需的γ-氨基丁酸量约为30毫克，在一日三餐营养均衡的情况下，我们大概会摄取100毫克的γ-氨基丁酸。与安眠药一样，功能性食品或营养品的摄入也要适量，要避免出现不吃就睡不着的情况，不过，可以在强化睡眠节律的同时辅助使用。

击退困意

理论解析

很多人会在想要提神的时候选择喝咖啡，但实际上，咖啡因并没有使人清醒的作用。咖啡因能够抑制睡眠物质，因此它的作用不是使人清醒，而是使人睡不着。先来了解一下大脑的入睡过程吧。在清醒状态下，睡眠物质——前列腺素D_2会在大脑内不断累积，当其充满整个大脑后，就会促进腺嘌呤核苷发挥作用，而腺嘌呤核苷又会使抑制神经活动的γ-氨基丁酸发挥作用。清醒状态下，使大脑保持清醒的组胺会发挥作用，但如果γ-氨基丁酸增加，组胺就会受到抑制，困意也会因此出现。

在这一过程中，有计划地小憩能够使前列腺素D_2的分泌减少。只要睡眠物质减少了，人就不会感到困倦。但咖啡因能够阻止前列腺素D_2对腺嘌呤核苷的促进作用。因此，咖啡因并不会让人清醒，只能让人睡不着。医院开具的苯二氮䓬类安眠药能够促进γ-氨基丁酸发挥作用，而药店销售的睡眠辅助药——抗组胺药物则能够抑制组胺发挥作用。由此可见，如果能够了解在大脑的入睡过程中，分别是哪一部分发挥作用，那就可以更有效地利用各种睡眠产品。

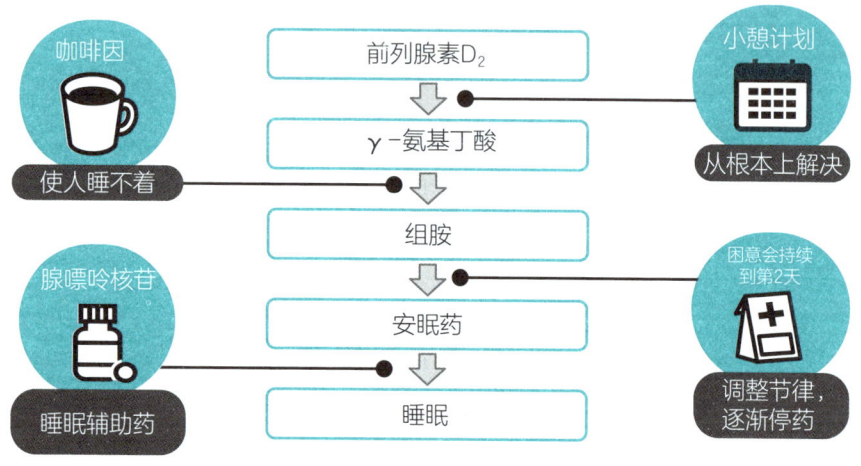

\ 了解更多 /
推荐香蕉和热牛奶的原因

褪黑素的原料——色氨酸是促进褪黑素分泌必不可少的物质。之所以推荐通过香蕉和热牛奶来提高睡眠质量，也是因为这两种食物中都含有色氨酸，但色氨酸与白蛋白结合后无法通过血脑屏障。这种情况下，就需要胰岛素来阻止色氨酸与白蛋白结合，进而促进色氨酸顺利进入大脑。但如果睡眠不足，那么在控制血糖值中发挥重要作用的胰岛素也会减少分泌。也就是说，如果睡眠不足，胰岛素分泌减少，即使摄取了色氨酸，也无法进入大脑。

有不少人都曾通过食物来改善睡眠。但是，从根本上来说，调节睡眠节律、增加睡眠时间更为必要。只要睡眠时间增加，胰岛素的分泌就会随之增多，通过食物摄取的色氨酸也就能够进入大脑，形成褪黑素，如此就能够形成良性循环。不要只想通过某种食物来改善睡眠，充分了解睡眠机制，从能做的事情做起，使睡眠节律更好地发挥作用吧。

TIPS

73 咀嚼时把筷子放下

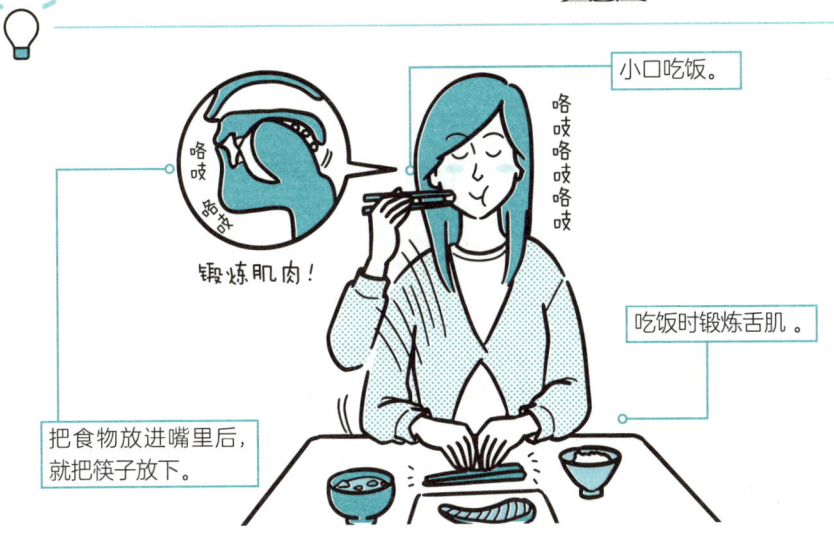

ADVICE
吃饭时增强舌肌的力量

对于吃饭较快的人来说，即使时间充足，吃饭速度也很难慢下来，这是因为手和嘴都已经形成了动作记忆。咀嚼次数越少，使用舌头的机会也就越少，舌肌力量也会因此减弱。因此，尝试把食物放进嘴里后，就把筷子放下。吃饭快的人，往往是一直拿着筷子。把筷子放下后，咀嚼次数自然就会增加。

> **理论解析**
>
> 随着对食物的翻转、咀嚼，舌肌会得到充分的利用，在闭上嘴巴时，舌头会放置在上排牙齿的根部。但是，如果舌头放置在下牙床或上颚深处，那就说明舌肌力量较弱。舌头放在错误的位置，也会导致睡眠过程中出现打鼾或磨牙的问题。

击退困意

131

TIPS

74 提前预习

只要会议内容很难，就会睡着。

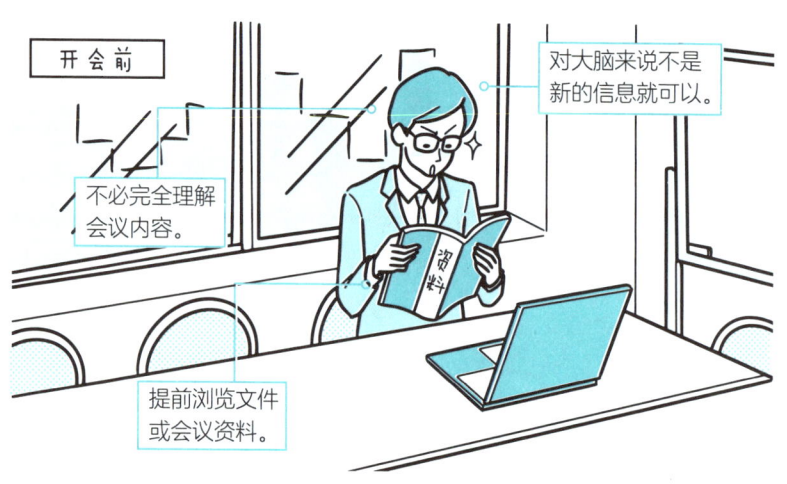

开会前

对大脑来说不是新的信息就可以。

不必完全理解会议内容。

提前浏览文件或会议资料。

ADVICE
提前预习

如果在讲解时或会议中接收到了没有预想到的信息，人就会感到困倦。最好可以提前浏览信息，这样一来，听到的内容就都成了已知信息。另外，大脑只要能够预测到就可以了，不必完全理解内容。如果是因为自己的讲解而使对方感到困倦，那就说明在讲解的过程中，对方不了解的信息太多，至少要做到已知信息和未知信息各占50%。

理论解析

TIPS 35中提到的耶克斯-多德森定律指出，没有预测到的信息越多，去甲肾上腺素的分泌也就越多，大脑的清醒程度就会越低。如果能够将未知信息转化为大脑已知的信息，去甲肾上腺素的分泌就会减少，人也就不会在讲解或是会议过程中睡着了。

TIPS

75 在经期结束后的第一周补充睡眠

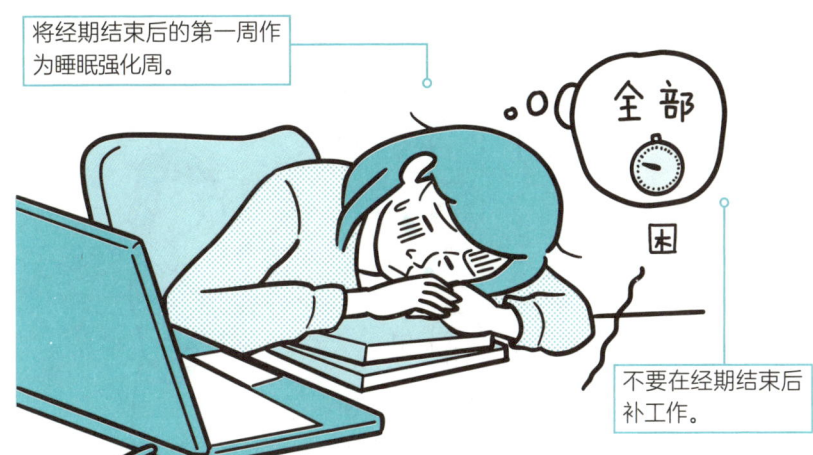

经期前会非常困,什么也做不了。

将经期结束后的第一周作为睡眠强化周。

不要在经期结束后补工作。

击退困意

ADVICE
身体状态越好,越要好好睡觉

许多女性会在经期前感到困倦,因此总是在经期结束后身体状态好的时候加班、收拾房间,压缩睡眠时间。但是,这会使基本的睡眠能力下降,导致身体状况变差,困倦更加严重。要把经期结束后的第一周作为睡眠强化周,提高睡眠质量。如此,在下次身体状态不好时,困意也能有所减轻。

理论解析

从排卵到月经来潮的前一天被称为黄体期。在这一时期,身体内黄体细胞较多,人体核心温度较高。从刚开始睡觉到起床前2小时,本该降低的人体核心温度无法下降,深度睡眠即慢波睡眠会因此减少。这种情况下,即使睡眠时间长,也依然会在白天感到困倦。

TIPS

76 对困意程度打分

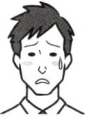

总是一整天都很困。

试着将白天的困意程度分成5个等级。

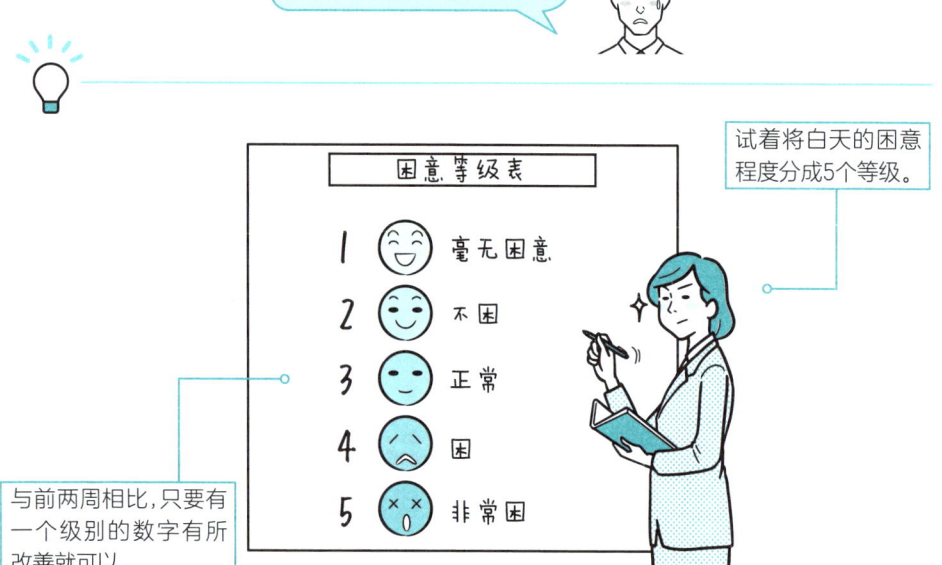

与前两周相比,只要有一个级别的数字有所改善就可以。

ADVICE
将困意分级管理

试着将白天的困意程度分为5个等级。工作结束后,根据自身情况划分,比如1代表"毫无困意",5代表"非常困",通过持续的记录会发现,困意程度并不是一成不变的。上周的等级可能是3~4,但这周就有可能降到2~3,这也说明睡眠状况有所改善。来不断积累小的成功吧。

理论解析

平时,我们并不会留意困意程度,但是通过对困意进行分级、记录,就会发现困意在工作日和休息日会有所差别,在1个月内,也会出现周期性的变化。另外,将困意分级后,我们也能够根据自身情况制订评价标准,比如"只要站起来就能够清醒的困意为3",这样一来,不同级别的应对方法也就更加明确。

TIPS

77 使用口呼吸矫正胶带

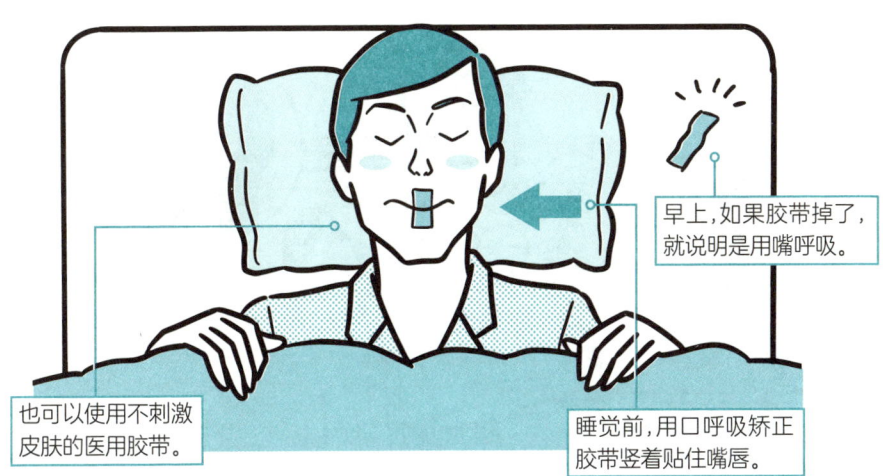

早上醒来后嘴里很干，也不想起床。

也可以使用不刺激皮肤的医用胶带。

睡觉前，用口呼吸矫正胶带竖着贴住嘴唇。

早上，如果胶带掉了，就说明是用嘴呼吸。

ADVICE
用鼻子呼吸能够降低大脑温度

人只有使用鼻子呼吸，才能够进入深度睡眠。今天就可以确认一下，自己在睡觉时是否使用鼻子呼吸。睡觉前，用医用胶带或市售的口呼吸矫正胶带，竖着贴住嘴唇。如果是口呼吸，睡着后就会无意识地把胶带取下来，睡醒后，胶带通常不会贴在嘴上。想要矫正口呼吸，首先要做到在白天也有意识地把嘴闭上。

理论解析

因为鼻孔内里面分布着许多血管，所以在睡觉前如果是鼻呼吸，血液就能够得到冷却，而冷却的血液流经大脑后，大脑的温度也会随之下降。但是，口呼吸就无法使大脑降温，人也会很难进入深度睡眠。不仅如此，口呼吸还容易导致口腔内部干燥，感染疾病的风险也比鼻呼吸更大。

TIPS

78 注意改正咬牙的习惯

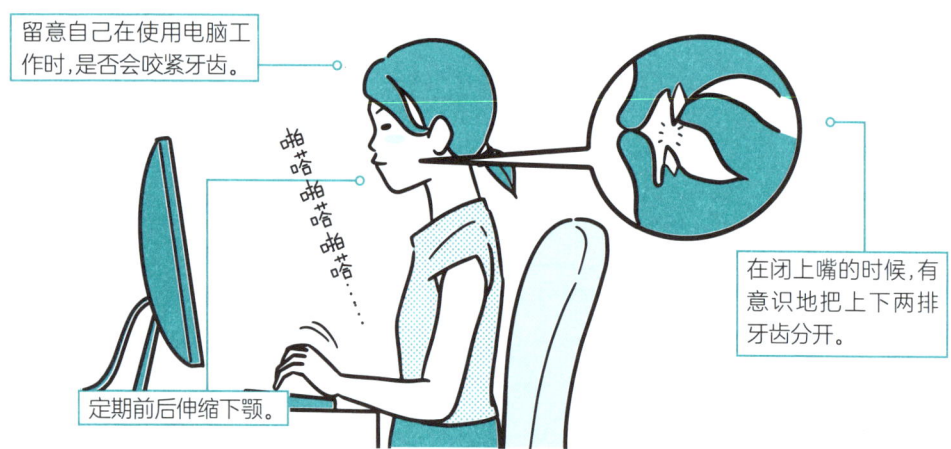

头痛、头晕,肩膀也会很酸痛。

留意自己在使用电脑工作时,是否会咬紧牙齿。

在闭上嘴的时候,有意识地把上下两排牙齿分开。

定期前后伸缩下颚。

ADVICE
使用电脑时不要咬紧牙齿

看着屏幕时,有的人会无意识地咬紧牙齿,长此以往,就会导致头痛或肩膀酸痛,也会引起晚上磨牙的问题。因此用电脑工作时,可以在闭上嘴后,有意识地分开上下两排牙齿,并且把舌尖抵在门牙根部。工作时,也可以通过前后伸缩下颚,来预防无意识地咬牙。

理论解析

一般来说,一天中上下牙齿接触的时间大概为20分钟。但在使用电脑时,人们常常会无意识地咬紧牙齿,这被称为齿列接触习癖。因为大脑会对动作进行学习,所以注意到这一点后,可以有意识地改变动作,来使大脑重新学习。

TIPS

79 最后吃富含碳水化合物的主食

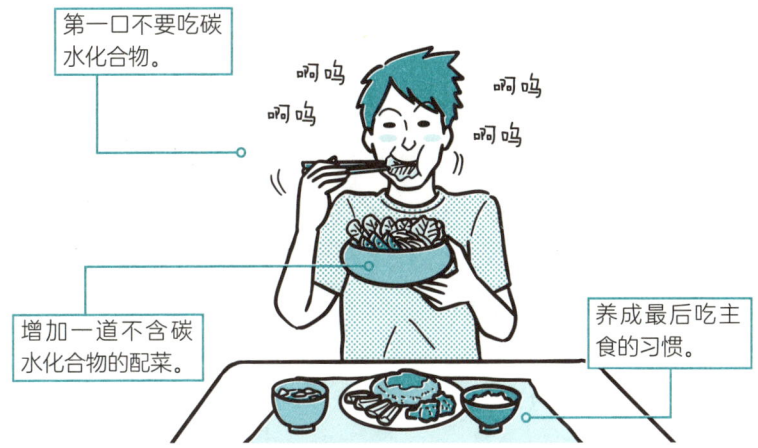

吃完午饭后会突然没有力气。

- 第一口不要吃碳水化合物。
- 增加一道不含碳水化合物的配菜。
- 养成最后吃主食的习惯。

击退困意

ADVICE
避免低血糖引起的困倦

如果在吃饭时先吃碳水化合物，饭后就会很容易困倦。尝试改变吃饭顺序，养成先吃蔬菜后吃碳水化合物的习惯吧。在吃午饭、驾驶后或休息时，人很容易只摄入碳水化合物。建议购买不含碳水化合物的食物，或是吃饭时第一口避开碳水化合物。如果能够形成习惯，吃饭后的困意自然就会有所减轻。

理论解析

如果在空腹时摄入大量碳水化合物，血糖值就会突然升高。于是，胰岛素就会促进身体细胞从血液中吸收血糖，导致暂时性的低血糖。此时，困意也会随之出现。如果能够避免血糖值出现急剧升高或快速降低的情况，大脑在白天的清醒程度就能够保持稳定。

TIPS

80 不看正在打哈欠的人

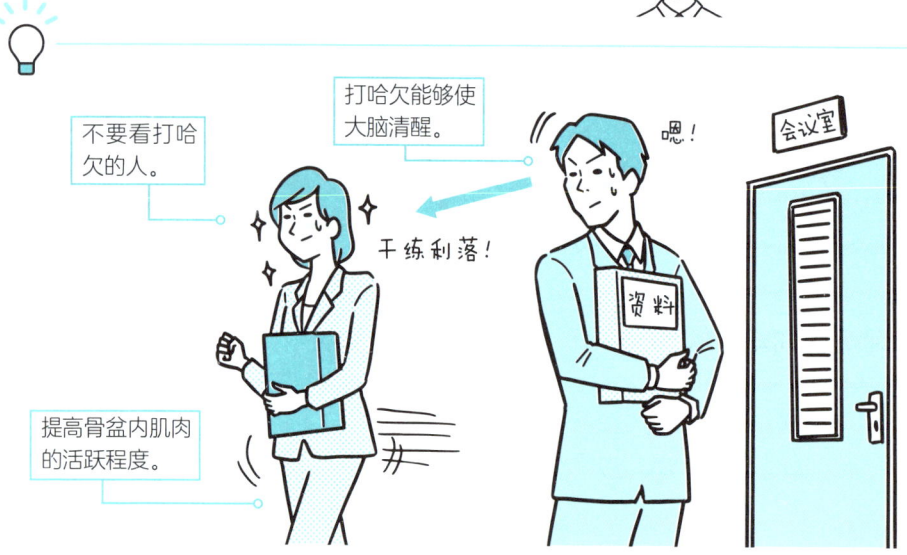

ADVICE
观察别人时，自己也会受到影响

当大脑清醒程度降低或打哈欠时，身边的人也会被传染。一项调查哈欠传染性的相关实验表明，与正在打哈欠的嘴部画像相比，另一幅正在打哈欠却没有嘴的脸部画像反而更具有传染力。也就是说，脸部所有器官的变化才是吸引人们打哈欠的重要因素。职业司机表示："如果早上在公交站看到打哈欠的乘客，就会马上感到困倦。"这一现象是由于镜像神经元导致的。镜像神经元是一种常见于前扣带回等脑部的神经活动，因为大脑会将看到的动作无意识地重现，就像是照镜子一样，所以被称为镜像神经元。大脑并不只是再现我们所期望的动作。比如，当看到身边有人打哈欠时，大脑就会对这一动作进行再现，我们也会因此感到困倦。试想一下，自己想要让大脑看到什么。把目光投向做事干脆利落的人，也就能够防止困意突然出现。

但是，在以颞上沟为起点的心理化网络的作用下，大脑并不会再现我们所看到的所有动作。心理化网络使大脑区别自我与他人，并在此基础上使得我们能够站在第三者的立场与他人产生共鸣。

为了提高白天的工作效率，我们可以观看电视剧或电影中的人物集中精力工作的画面，也可以去其他场所，观察正在专心工作的人。如此，通过有意识地关注工作高效的人，就能够借助他人的力量，提高自己的工作效率。

\ 了解更多 /
预防打哈欠的方法

曾有人咨询预防打哈欠的方法，想要克服困意不打哈欠，唯一的方法就是提高基础体温。可以尝试收缩肛门来增加骨盆内肌肉的活动，并将肩膀向臀部方向拉伸，通过使用背部和臀部肌肉来提高基础体温。另外，也可以调整昼夜节律来固定哈欠出现的时间。这样就可以在打哈欠之前，提前有计划地小憩。如果能够熟练运用昼夜节律，那就不必在问题出现后再去想办法解决，而是能够提前预测将要出现的问题，并通过引导节律来避免问题的发生。

> **理论解析**
>
> 在打哈欠使用到的所有的肌肉中，下颚处的肌肉是面积最小，但输出功率最高的肌肉。肌肉的紧张会通过网状激活系统来刺激大脑，使大脑更加清醒。而下颚处的肌肉会对大脑清醒程度产生很大的影响。因此，可以通过增加食物的咀嚼次数、张大嘴巴说话等方法来保持大脑清醒。

COLUMN

清晰的梦有什么作用

当梦境清晰时，说明不需要的记忆以及不安情绪也正在消除

在快速眼动睡眠阶段，大脑会对不必要的记忆进行删除。在这一过程中，梦境会十分清晰，自己也能够意识到。通过删除不必要的记忆、整理事实关系，烦恼以及不安也会随之消解。但是，如果快速眼动睡眠过多，人就会很难区分梦境与现实，也会很容易感到头痛或疲惫。在睡回笼觉时，不必要的快速眼动睡眠会增加，因此要尽量避免睡回笼觉。

在经历某件事情之后，大脑就会将此次体验与情感体验同时记忆。而情感体验只是存在于脑部的记忆，并不是事实。另外，情感体验还会引起烦恼和不安。在快速眼动睡眠阶段，大脑会清理不必要的细胞，并消除情感体验的相关记忆。

为什么梦是有颜色的

梦是否有颜色，并不是判断梦是好是坏的标准。

大脑内部的神经连接会受到日常生活中频繁使用的途径的影响。例如，画插画或从事图像处理工作等频繁使用视觉的人，他们的梦通常都是彩色的。如果梦里出现气味、声音，或是梦里有身体移动、触感，那就说明平时神经连接会频繁接触到这些感觉。

一般来说，当神经与统合视觉信息的高级视觉皮层连接时，梦就会影像化。从初级视觉皮层到第5级视觉皮层，大脑会对影像进行加工，而加工后的影像就成了梦。如果平时使用的初级视觉皮层和神经接触，梦就会带有颜色。

第 6 章

调节作息：
解决睡眠时间不规律的问题

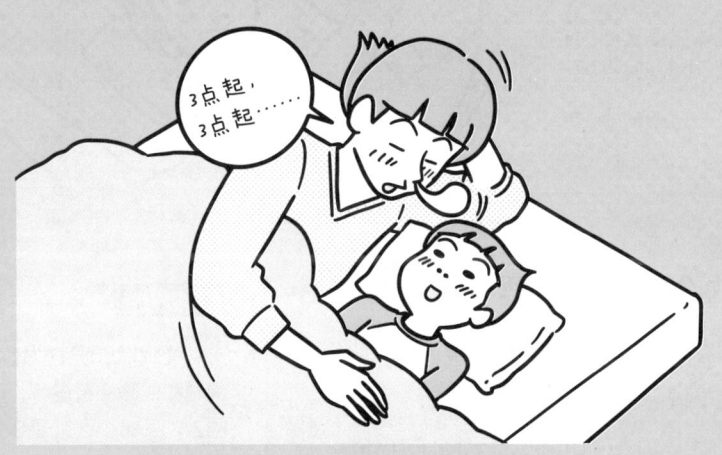

TIPS

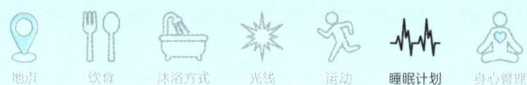

81 把睡眠分为两次

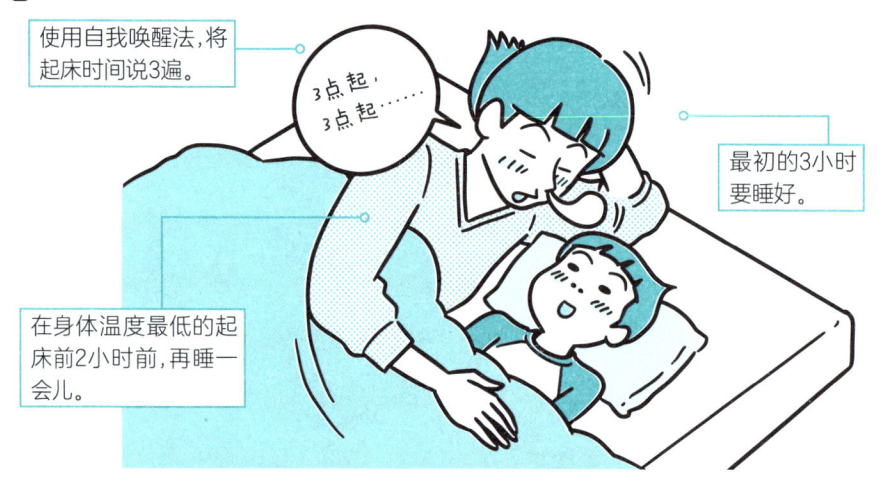

使用自我唤醒法，将起床时间说3遍。

3点起，3点起……

最初的3小时要睡好。

在身体温度最低的起床前2小时前，再睡一会儿。

哄孩子睡觉时也一起睡着了。

ADVICE
最初的3小时很重要

与不经意间睡着相比，做好准备的睡眠，在睡醒后大脑会更加舒爽。为了提高睡眠过程中最开始的3小时内的睡眠质量，可以在哄孩子睡觉的同时，让自己的身体也做好睡觉的准备。另外，还可以使用自我唤醒法，将起床时间说3遍，在醒来后做1~2小时的家务或其他事情，然后在人体核心温度最低的起床2小时前再次入睡。

理论解析

睡眠以90分钟为1个周期，深睡和浅睡交替进行。而在最初的2个周期，也就是3小时内，是以深度睡眠为主。如果在这一时间段能够深睡，醒来后也会有神清气爽的感觉。此外，在黎明时分，也就是人体核心温度最低的时候睡觉，也可以有效防止人体核心温度变化节律的紊乱。

TIPS

82 通宵时，尝试多相性睡眠

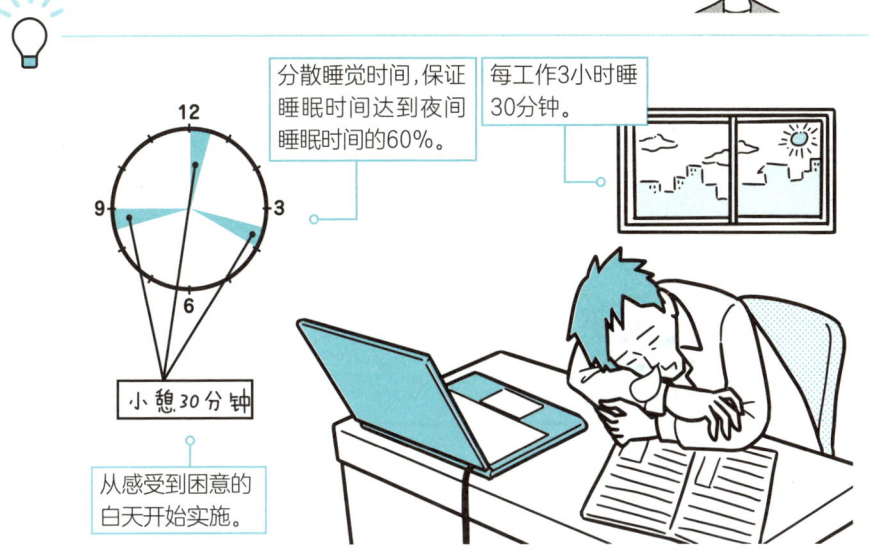

工作的原因，有时候不得不通宵。

分散睡觉时间，保证睡眠时间达到夜间睡眠时间的60%。

每工作3小时睡30分钟。

小憩30分钟

从感受到困意的白天开始实施。

ADVICE
用睡眠管理大脑

最好避免完全的通宵，通过分散睡觉时间来保证睡眠时间达到夜间睡眠时间的60%。如果已经提前知道需要通宵，那就从白天开始，每工作3小时睡30分钟，一直持续到第二天早晨。这种睡眠方法被称为多相性睡眠。工作时长可以根据情况自由决定，但每次的睡眠时间最好控制在20~60分钟，尽量避免长时间的睡眠。在实践多相性睡眠的过程中，睡眠与是否感到困倦无关，只需要在固定时间小憩即可。

理论解析

人类习惯于晚上睡觉、白天起床的单相性睡眠，但大部分的动物都是多相性睡眠，会在1天内不断地睡着和醒来。多相性睡眠自从应用于海洋帆船比赛以来，受到了人们的广泛关注。后经研究表明，这种睡眠方法能够将夜间工作效率的下降幅度控制在最小。

调节作息

TIPS

83 定锚睡眠——将睡眠时间分散带来的危害降到最低

睡眠时间总是很分散。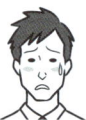

找出自己在一周内固定处于睡眠状态的时间段，最好不少于30分钟。

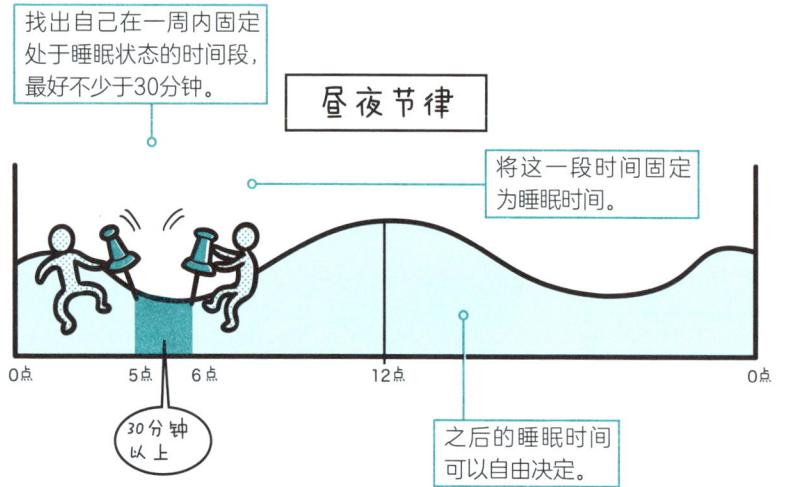

昼夜节律

将这一段时间固定为睡眠时间。

0点　5点　6点　12点　0点

30分钟以上

之后的睡眠时间可以自由决定。

ADVICE
给昼夜节律"下锚"

即使睡眠时间非常散乱，但是通过记录，就会找到一个固定处于睡眠状态的时间段。就像给不规律的昼夜节律下锚，使之固定一样，设定一个睡眠时间段，这就是定锚睡眠。首先找到一个不少于30分钟、能够下锚的时间段，之后每到这一时间段，就要保证自己处于睡眠状态。定锚睡眠时间越长，节律越不容易紊乱。

理论解析

即使褪黑素分泌节律、睡眠-清醒节律发生了紊乱，但只要固定性较强的人体核心温度变化节律没有发生紊乱，给身体带来的危害就能够控制在最小。另外，在体温最低的起床前2小时实施定锚睡眠，还能够防止内在节律失调。

TIPS

84 抱着睡着的宝宝走到窗边

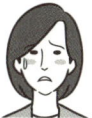

宝宝在夜里总是哭，一直睡眠不足。

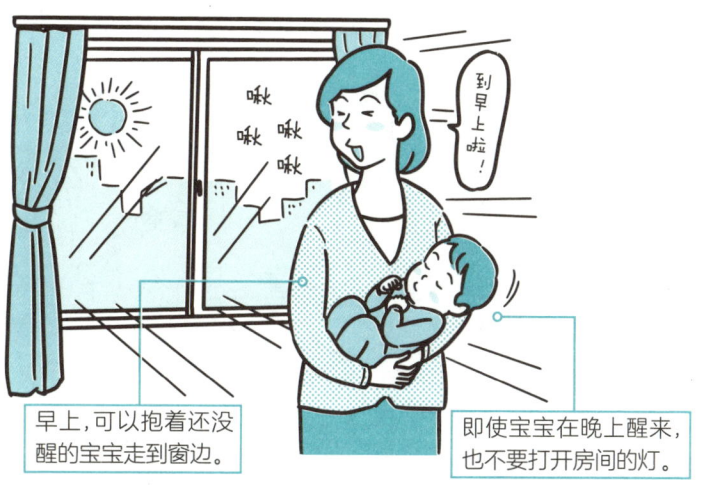

早上，可以抱着还没醒的宝宝走到窗边。

即使宝宝在晚上醒来，也不要打开房间的灯。

调节作息

ADVICE
让宝宝的大脑了解白天和黑夜

有时宝宝晚上会不睡觉，到了早上终于睡着后，家长往往会让他们一直睡着。但是，最好能在早上抱着宝宝走到窗边。如果不让宝宝感知早上的阳光，他可能到了晚上也不困，进而出现哄睡困难或是夜里哭闹的情况。另外，为了不让宝宝在半夜感受到强烈的光照，最好不要打开卧室的灯，也可以把灯对着墙壁。

 理论解析

年龄越小，对光的敏感性就越高。与成年人相比，早晨的阳光和晚上的黑暗给婴儿带来的影响要更大。大概在出生7个月后，婴儿的节律就会与妈妈的节律同步。如果妈妈在怀孕期间节律正常，那么在生产之后，婴儿的节律也会更容易调整。

TIPS

85 4~6岁的儿童不要午睡

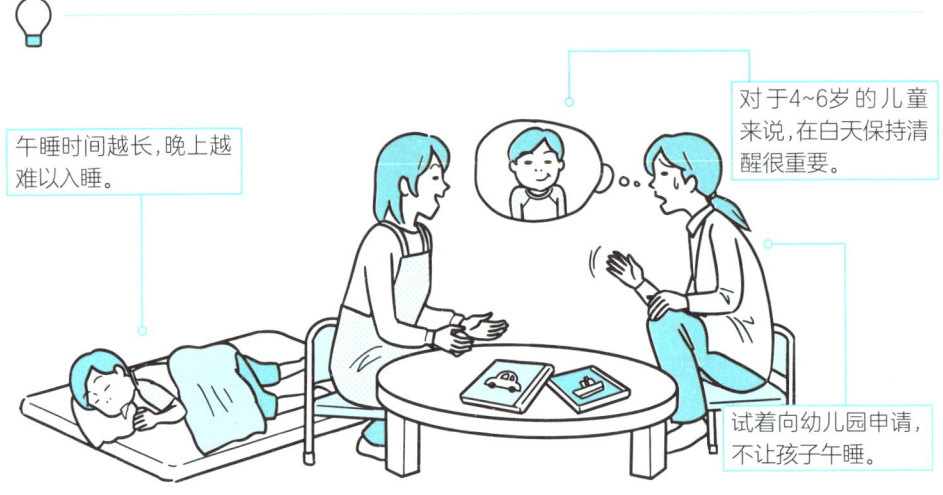

孩子去了幼儿园后,晚上更不愿意睡觉了。

午睡时间越长,晚上越难以入睡。

对于4~6岁的儿童来说,在白天保持清醒很重要。

试着向幼儿园申请,不让孩子午睡。

ADVICE
在幼儿园午睡后,晚上会睡不着

在幼儿园,老师大多会让孩子午睡2小时,但这有可能导致孩子在晚上醒来或入睡困难。如果在休息日或不睡午觉的情况下,孩子在晚上会更顺利地入睡,那就试着向幼儿园申请,不要强制让孩子午睡。如果无法得到幼儿园的同意,就尽量让孩子在休息日不午睡。

理论解析

在日本东京的一所幼儿园,一项以5~6岁儿童为对象的实验表明,孩子在不午睡的情况下,晚上入睡会更加顺利,对幼儿园的抵触也会有所减轻。后来,相关实验表明4岁的儿童也是如此。因此,对于4~6岁的儿童来说,为了保证晚上的睡眠质量,减少他们白天的睡眠时长非常重要。

TIPS

86 即使是卧床不起的病人，傍晚也尽量坐起来

父亲总是在夜里醒来，为了照顾他，晚上没有时间睡觉。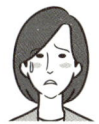

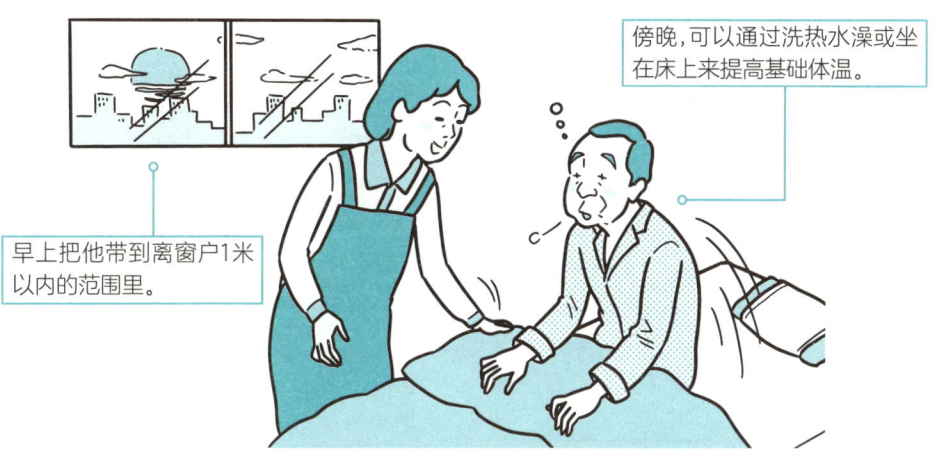

傍晚，可以通过洗热水澡或坐在床上来提高基础体温。

早上把他带到离窗户1米以内的范围里。

调节作息

ADVICE
不要在傍晚睡觉

从午后四五点到傍晚，如果一直躺在床上迷迷糊糊地睡觉，晚上就会很难入睡，即使睡着了也很有可能在夜里醒来。坐着也会使用身体的肌肉，体温也会因此上升。长期卧床的病人在傍晚时尽量不要躺着，可以坐在床上[1]。早上也可以用轮椅推着病人来到离窗户1米以内的范围里，使病人的大脑感受到阳光。

理论解析

一所养老院的实验表明，如果把洗澡时间从上午推迟到傍晚，晚上老人们的情况就会更加稳定。另外，把白天休息室的照明亮度提高1倍后，晚上老人间的纠纷也会减少。这表明，创造一个符合昼夜节律的居住环境十分重要。

---

[1] 请咨询主治医师后尝试。

TIP

87 夜班结束后不要马上睡觉

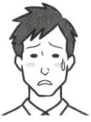

上了夜班后,睡眠节律都紊乱了。

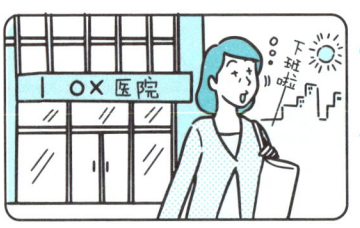

不论是上夜班还是白班,起床时间差最好控制在3小时以内。

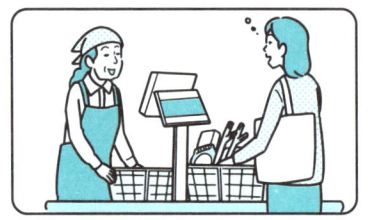

上白班或是休息日的时候,适当增加晚上的睡眠时间,即使增加几分钟也可以。

夜班结束后不要立刻睡觉,可以在晚上早点睡。

ADVICE
夜班结束后的晚上通常能够获得好睡眠

持续清醒24小时以上会使大脑的清醒程度提高,因此下了夜班后,情绪很容易高涨。如果这个时候不睡觉,到了傍晚,困意就会十分强烈。但是,若是在傍晚睡觉,睡眠压力就会消退,晚上醒来后也就很难再次入睡。夜班结束后的第一次睡眠,质量一般都很高,建议白天尽量不要睡觉,等到晚上早点睡。

 理论解析

有人会因为白班、夜班交替而导致身体状况变差。这一类人的睡眠通常都有以下特征:上白班时晚上睡眠时间短;在上夜班之前一直睡觉;夜班结束后从傍晚一直睡到晚上,而在夜里醒来后,很难再次入睡。如果养成在白天睡觉的习惯,休息日的白天自然也会睡觉,而晚上就会很难入睡。

\ 了解更多 /
即使睡眠不规律，也能保持身体健康的 4 大方法

即使是上夜班或是工作时间不规律，这4种方法也能帮你保持身体健康。

① 休息日或是上白班时，晚上早睡30分钟

有些人因为白班、夜班交替而导致身体状况变差，与身体状况不受影响的人相比，这一类人在休息日或是上白班时，夜晚的睡眠时间通常要少30分钟到1小时。也就是说，与白班、夜班交替的工作模式无关，他们在平时的生活中睡眠时间就比较短。睡眠时间是昼夜节律的基础，因此，如果睡眠时间较短，节律的稳定性就会变差，就会更容易受到夜班的影响，并且往往需要花费更长的时间才能够恢复正常。

许多人都认为，只有睡前的时间才是属于自己的，因此选择晚睡。为了有更效地利用这一段自由的时间，大家要尽量避免无意识的熬夜。如果想要熬夜，那就做好充分的准备，以便更好地享受这一段时间。当花费时间照顾和爱护自己的身体时，睡眠质量自然会得到提高。

② 不论是夜班还是白班，起床时间差最好控制在3小时以内

在前面的内容中提到过，如果起床时间变化较大，昼夜节律就会紊乱，大脑的工作效率也会因此下降。当工作是从傍晚开始或上夜班时，许多人会因为接下来没有时间睡觉而选择在上班前好好睡觉。但是，如果以一周为单位审视昼夜节律，就不难发现，若是夜班前睡到很晚，那么白班或是休息日的晚上就会很难感到困意，睡眠质量也会很容易下降。

当上班时间较晚时，建议起床时间与原来保持一致，并且在早上醒来后走到窗边，让大脑感受阳光，在这之后再小睡一会儿。另外，当身体很疲惫时，尽可能躺着睡觉，但如果只是想减轻困意，最好坐着小憩。这样虽然在上夜班时会感到睡眠不足，但这样的生活节律是特例。等夜班结束，恢复到原来的生活节律，睡眠质量会自然得到提升。

③ 休息时有计划地小憩

在因为上夜班而身体状况变差的人中，有些人即使有时间休息，但是因为担心起不来，也不会选择小憩。这一情况说明，他们在平时的生活中无法有意识地控制睡眠和保持清醒。

如果能够主动地控制睡眠，那么在小憩时就能够在理想的时间醒来，醒来后也会有神清气爽的感觉。相反，如果平时总是不知不觉地睡着或者无意识地熬夜，就会在无意识中形成一种节律，也会因此在小憩时睡过头，睡醒之后出现睡眠惯性、头晕。

在上夜班的过程中，身体负担很大，为了在身体最疲惫的时候适当减轻负担，我们需要在日常生活中主动地掌控睡眠。

④ 夜班结束后的白天不要睡觉

这个方法虽然很难实施，但也最能让人感受到身体精力的恢复。在上夜班之后，因为持续清醒时间较长、睡眠压力较高，所以夜班之后的睡眠质量通常是很高的。另外，大家可以有意识地调整这一高质量睡眠的出现时间。试着在白天多运动或是与他人交谈，尽量不要睡觉，等到了晚上提前睡觉，这样就可以让夜班之后的睡觉时间与平时的睡觉时间重合，进而获得高质量的睡眠。刚开始可能会觉得比较困难，但是习惯之后，就能进一步提高睡眠质量了。

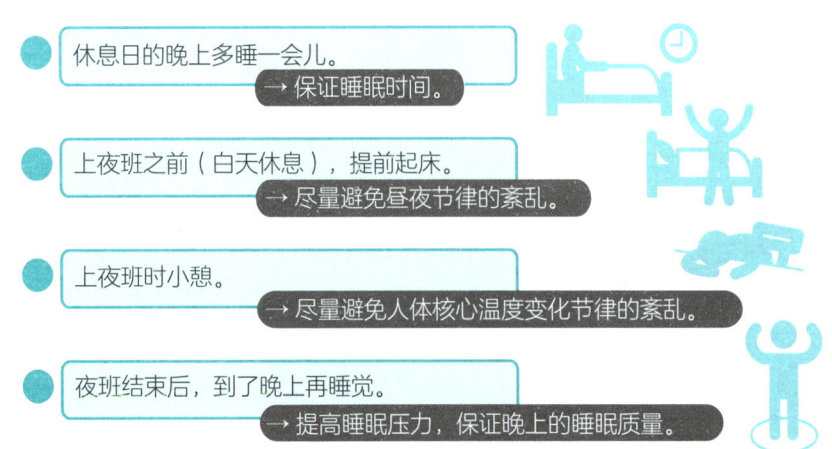

- 休息日的晚上多睡一会儿。
  → 保证睡眠时间。
- 上夜班之前（白天休息），提前起床。
  → 尽量避免昼夜节律的紊乱。
- 上夜班时小憩。
  → 尽量避免人体核心温度变化节律的紊乱。
- 夜班结束后，到了晚上再睡觉。
  → 提高睡眠压力，保证晚上的睡眠质量。

TIP

88 让孩子的大脑学习睡眠

即便告诉孩子要早睡,但他还是不睡。

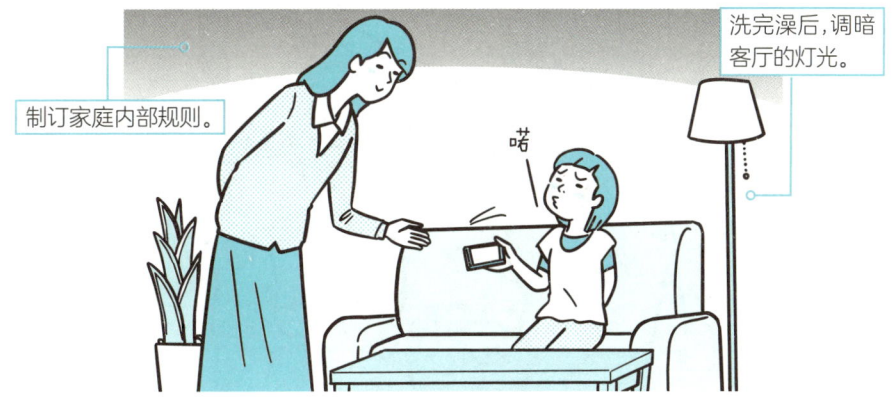

制订家庭内部规则。

洗完澡后,调暗客厅的灯光。

ADVICE
让孩子感受到困意

与成年人相比,儿童对光的敏感性要更高,如果客厅太亮,就会很难感受到困意。因此可以在洗澡时关上浴室的灯,或是在洗完澡后调暗客厅的亮度,通过创造一个昏暗的环境,让孩子感受到困意。为了保护孩子的眼睛,还可以制订家庭内部规则,比如在光线变暗时,不要看电子设备。

理论解析

儿童会在早晨感受到光的14小时后感受到困意。通过把周围环境变暗,也可以使他感到困倦。在洗澡后把房间变暗,让孩子明确体会到光的明暗变化。另外,睡前给孩子读书对父母和孩子的大脑都有好处,但最好只在客厅读,这样就能够使大脑记住卧室是睡觉的场所。

调节作息

TIPS

89 为了避免对孩子发脾气，尽量不要睡懒觉

> 总是很烦躁，并且忍不住吼孩子。

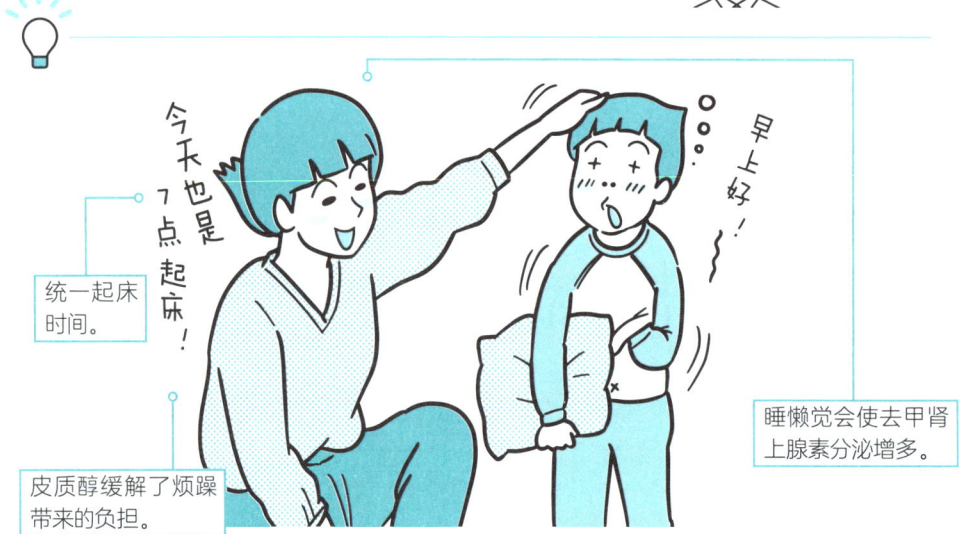

- 统一起床时间。
- 皮质醇缓解了烦躁带来的负担。
- 今天也是7点起床！
- 早上好！
- 睡懒觉会使去甲肾上腺素分泌增多。

ADVICE
睡懒觉会让人变得烦躁

日常生活中，很多家长会突然很烦躁，忍不住对孩子发脾气。这是因为当节奏被与工作无关的事情打乱时，心跳和呼吸的负担会加重。为了减轻这一负担，皮质醇的分泌就会增加。一般来说，在白天，皮质醇的分泌会比较少，但如果起床时间不统一，皮质醇在白天的分泌就会增多，人也会因此感到烦躁。

理论解析

开始工作时，①肾上腺素分泌增加，情绪高涨。如果继续工作，为了能够持续集中注意力，②去甲肾上腺素的分泌会增加。这时候，如果被与工作无关的事情影响。③皮质醇的分泌就会增加，并且感到烦躁。而睡懒觉，就会导致现象②以及现象③提前出现。

TIPS

90 增加睡眠时间，避免在深夜吃东西

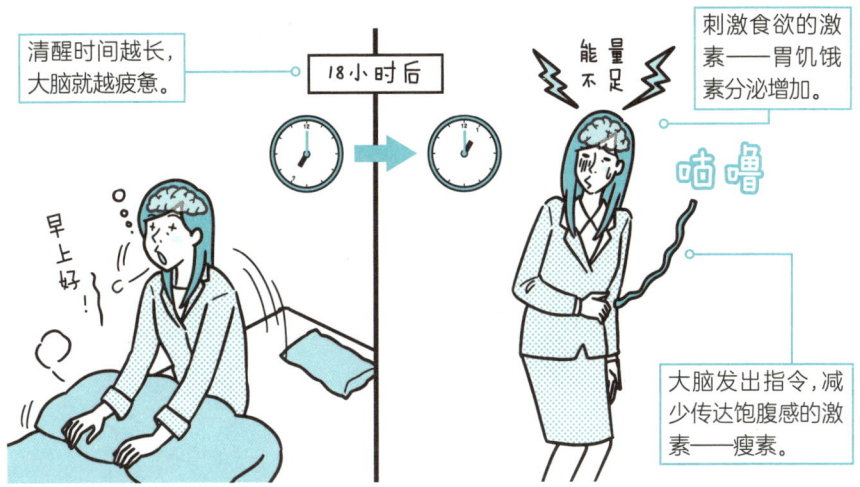

ADVICE
增加累计睡眠时间，有效避免半夜吃东西

人一旦到了半夜睡不着，就会很想吃有嚼劲的、甜的或口味重的东西。这是因为持续清醒时间较长，大脑发出了错误的指令，刺激了食欲。如果在这个时候吃东西，人体核心温度就会升高，睡眠就会因此变浅，促进脂肪分解的生长激素也会减少。未被分解的脂肪就会作为第二天的能量来源，也就是中性脂肪被储存起来，体重也会因此增加。

理论解析

持续清醒时间超过18小时后，大脑就会断定身体能量不足，并发出指令，减少带来饱腹感的瘦素的分泌，同时增加刺激食欲的胃饥饿素的分泌。虽然这种情况大多数人都经历过，但是累计睡眠时间越长，越能够克服此时的食欲。

调节作息

TIPS

91 给孩子补铁

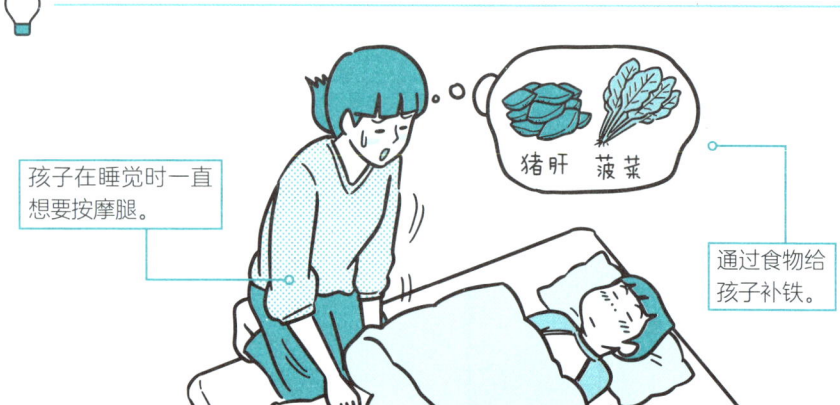

不给孩子按摩腿部,他就不睡。

孩子在睡觉时一直想要按摩腿。

猪肝 菠菜

通过食物给孩子补铁。

ADVICE
孩子不是闹腾,而是缺铁

有的孩子会在吃晚饭时走来走去或是踩父母的脚,有的孩子会把脚放在被子的缝隙间,也有孩子会在睡觉时要求父母按摩腿……这些情况很可能是不安腿综合征。为了减轻这一症状,家长可以通过食物给孩子补铁,同时也要少喝可可或可乐,尽量减少咖啡因的摄入。另外,也要避免在傍晚过度运动,可以通过睡前拉伸来伸展腿部。

理论解析

在酪氨酸发展为多巴胺的过程中,铁离子是必不可少的。如果身体缺铁,多巴胺就会减少,可能发展为不安腿综合征。当孩子出现不安腿综合征时,许多家长会认为孩子只是闹腾或是没礼貌,但家长也要通过这些现象,考虑孩子是否缺铁、运动不足或是缺少肌肉拉伸。

TIPS

92 观察孩子在睡觉时的行为

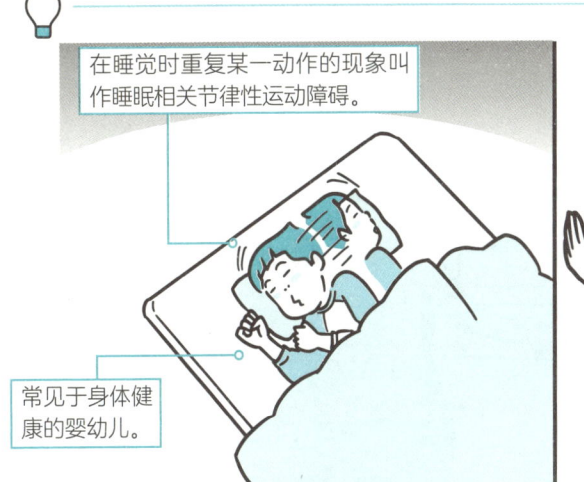

孩子会在睡觉时左右摇头。

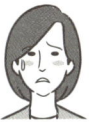

在睡觉时重复某一动作的现象叫作睡眠相关节律性运动障碍。

看着孩子,以免撞到东西而受伤。

常见于身体健康的婴幼儿。

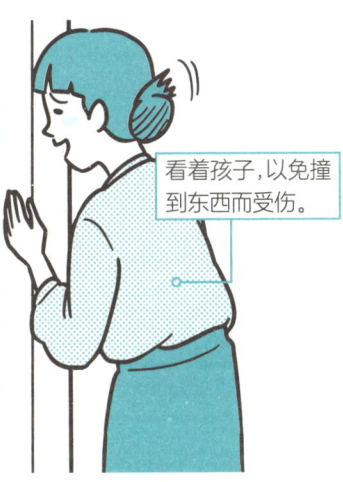

调节作息

ADVICE
不要强行抑制孩子的行为

孩子在睡觉时,反复左右摇头的现象被称为睡眠相关节律性运动障碍。家长可能会担心孩子是不是梦到了可怕的东西,但这其实只是婴幼儿在运动能力发展时期出现的肌肉反复运动,随着年龄的增长,这种现象会逐渐消失。如果强行叫醒孩子或阻止这一行为,很有可能会使这种现象持续得更久。家长需要做的就是移开附近的东西,看着孩子,以免他受伤。

 理论解析

睡眠相关节律性运动障碍常见于婴幼儿期,随着年龄增长会慢慢消失。通常,9个月的婴儿出现这一现象的概率为59%,18个月的婴儿则为33%,而在5岁的幼儿中则为5%。当这种现象出现时,每次动作持续的时间通常在15分钟以内。颈部和腿部肌肉较多,因此动作幅度会比较大,家长不必过分担心,只要看着孩子,不要让他受伤即可。

TIPS

93 怀孕后开始睡眠训练

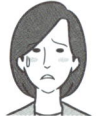

孕期的睡眠完全没有规律。

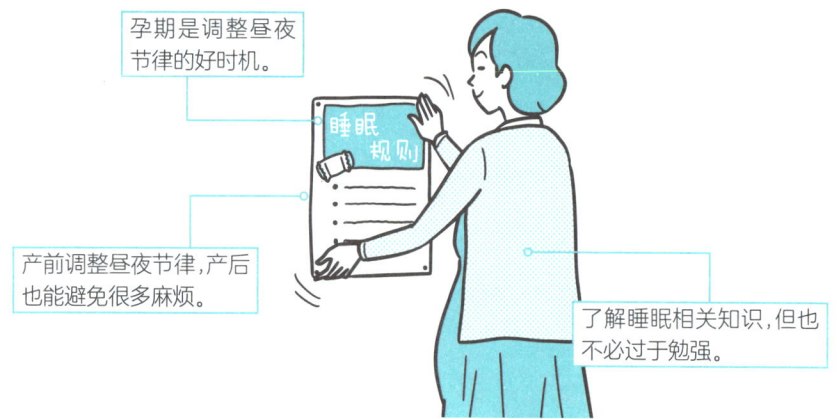

孕期是调整昼夜节律的好时机。

产前调整昼夜节律,产后也能避免很多麻烦。

了解睡眠相关知识,但也不必过于勉强。

ADVICE
调整产前的节律有助于产后育儿

在孕早期,孕妇往往会容易困倦,但是每天反复地睡着、醒来,可能会打乱昼夜节律。虽然暂时的昼夜节律紊乱并不会给胎儿的生长发育带来影响,但如果能够在产前调整节律,那患上产后抑郁症或孩子在出生后夜啼的可能性也会降低。让身体感受昼夜的明暗变化,傍晚不要躺在床上,不困就不必强迫自己睡觉。

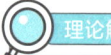 理论解析

在孕期,孕酮会使人体核心温度下降困难,而在孕晚期,孕酮会激增10~5000倍。因此,在这一时期孕妇可能会出现睡不着或在半夜醒来的问题。但如果能够科学地管理睡眠,解决这些问题,那会对产后的育儿产生很大的帮助。

TIPS

94 不要叫醒梦游中的孩子

孩子会在睡着后走来走去,怎么办?

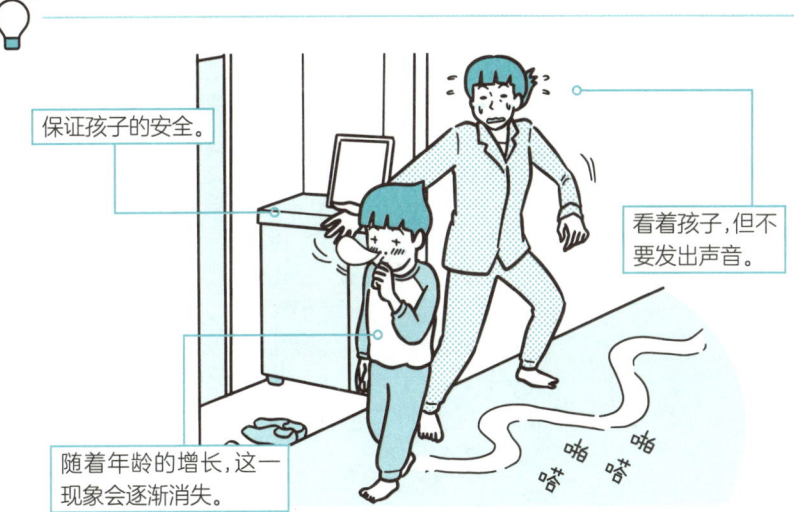

- 保证孩子的安全。
- 看着孩子,但不要发出声音。
- 随着年龄的增长,这一现象会逐渐消失。

ADVICE
在大脑的发育期会出现这一现象

有的孩子会在睡眠过程中起来,并且换好衣服走到外面去,这种现象被称为梦游症。梦游症多见于大脑发育期,发作后身体会做出平时习惯做的动作,有时也会说梦话。有的家长会在意孩子说梦话的内容,但这其实只是一种发声行为,并没有什么实际的意义。另外,如果直接把梦游中的孩子叫醒,孩子很有可能受到惊吓然后哭闹,因此家长只需要在旁边看着,保证他不受伤即可。

理论解析

在大脑的迅速发育期,可能会出现即使大脑已经处于睡眠状态,但身体仍会做出自动化行为的现象。在宝宝出生11个月学会走路后会开始出现这种现象,4~8岁则为多发期。另外,极少数的成年人也会出现这种现象。但随着年龄的增长以及大脑发育程度的提高,神经活动会受到抑制,这一现象也会随之消失。

调节作息

TIPS

95 在客厅为孩子读睡前故事

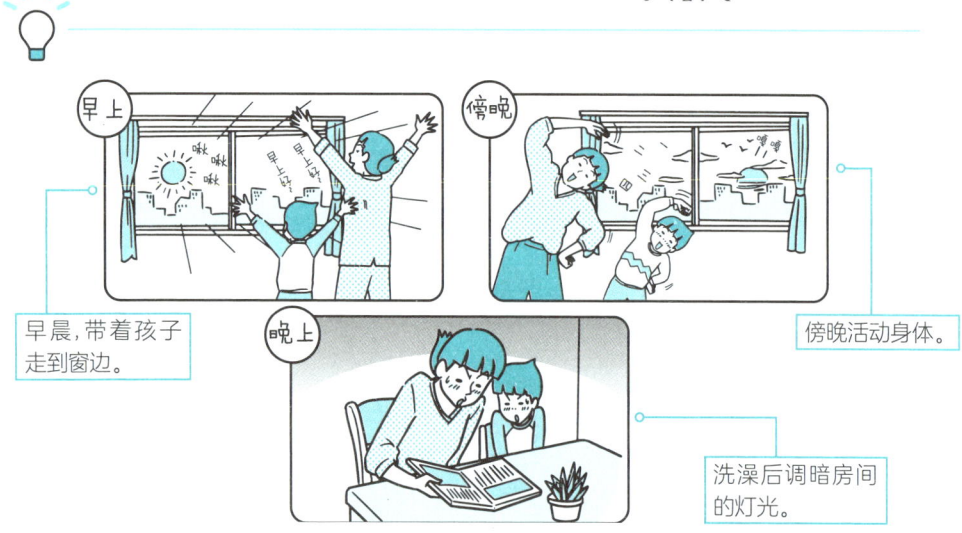

ADVICE
在大脑的发育期会出现这一现象

有的孩子会突然在半夜大哭大叫或睁开眼睛想要下床,这种现象是夜惊症。当孩子出现夜惊症时,家长尽量不要和孩子说话,也不要强行阻止孩子的行为,只需要看着他就可以了。昼夜节律紊乱是引起夜惊症最主要的原因,家长要帮助孩子调整昼夜节律,消除夜惊症。例如在早上带着孩子走到窗边、在傍晚活动身体、晚上洗完澡后调暗房间的灯光等。

理论解析

在非快速眼动睡眠阶段醒来是夜惊症出现的原因。这是因为此时处于睡眠和清醒切换的过程中。在幼儿期,出现夜惊症的比率为15%,其中,男孩要更多。夜惊症发作后持续的时间大约不到10分钟,结束后就会再次进入睡眠状态。随着年龄的增长,夜惊症也会逐渐消失。

TIPS

96 孩子在睡前大哭时,关上房间里的灯

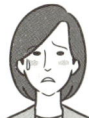

孩子总是在睡前变得很磨人。

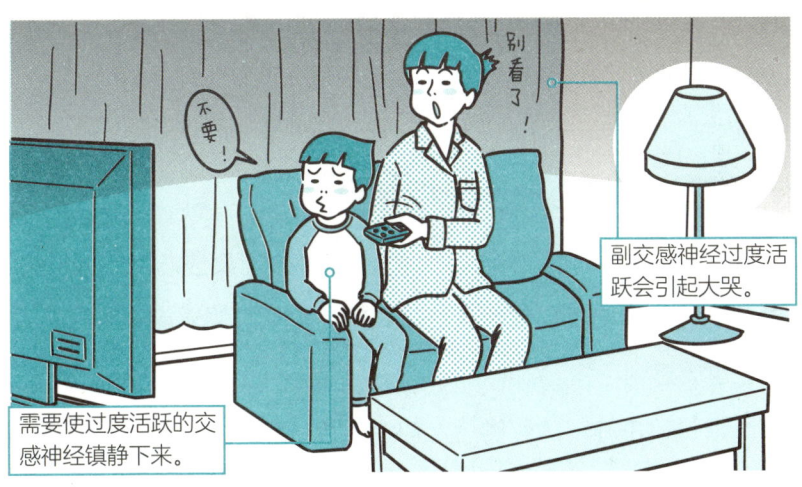

副交感神经过度活跃会引起大哭。

需要使过度活跃的交感神经镇静下来。

ADVICE
自主神经之间需要平衡

如果孩子在睡前磨磨蹭蹭,最后大哭,那很有可能是刺激过多。大哭是副交感神经活动抑制交感神经活动时产生的身体反应。大多数孩子在大哭后都会若无其事地睡觉。通过调暗客厅的灯光、减少看电子屏幕的时间等,可以使孩子的自主神经镇静下来,身体也就不会出现极端的反应了。

 理论解析

只有交感神经活跃程度降低后,人才能够安然入睡。但是,如果灯光太亮或一直看电子屏幕,交感神经就会一直活跃到深夜。此时,为了保持平衡,副交感神经就会过度活跃,孩子也会因此出现大哭、频繁去厕所、呕吐等反应。

调节作息

COLUMN

通过调整身体状态，改善心理状态

睡眠节律紊乱会引发焦虑

大脑的岛叶会使心跳等生理反应与心理反应相结合。但如果睡眠节律紊乱，岛叶的活跃程度就会下降。岛叶活跃程度下降后，即使身体没有出现任何变化，心里也仍会感到焦虑不安。另外，岛叶也会使人容易对他人的痛苦做出反应，一旦睡眠节律紊乱，人就会变得过于敏感，总会因他人的事情而感到焦虑。为了使内心获得安宁，试着通过睡眠来调整生理机制吧。

岛叶使生理反应与心理反应相结合

人们通过研究脑部图像发现，岛叶能够将心理反应与生理反应相结合。另外，岛叶还会使我们与他人产生共鸣，比如，当看到亲人痛苦或受伤时，自己也会感到心痛。

岛叶会通过自主神经的腹侧迷走神经系统来调整身体，而腹侧迷走神经系统会抑制交感神经系统。当我们与他人有共鸣、与他人度过亲密的时光，抑或与他人朝着同一个目标共同努力时，就会感到彼此间产生了某种社会性的联系。此时，岛叶就会将心理与生理结合起来，同时抑制对危险做出反应的交感神经系统，使身体处于最合适的清醒程度以及代谢状态。

但如果睡眠节律紊乱、岛叶活跃程度下降，腹侧迷走神经系统的抑制作用就会发生偏离，交感神经系统就会变得活跃。我们也会因此对他人说的话感到烦躁，或是对于网络上的事件反应过度。睡眠节律紊乱还会让人在白天过度兴奋，导致入睡困难、睡眠质量差，进而加剧睡眠节律的紊乱，最终形成恶性循环。虽然调整心理状态很难，但是希望大家通过书中的方法先调整自己的睡眠状态，这也是调整心理状态的捷径。

第 7 章

营造睡眠环境：
解决换个地方就睡不着或
起不来的问题

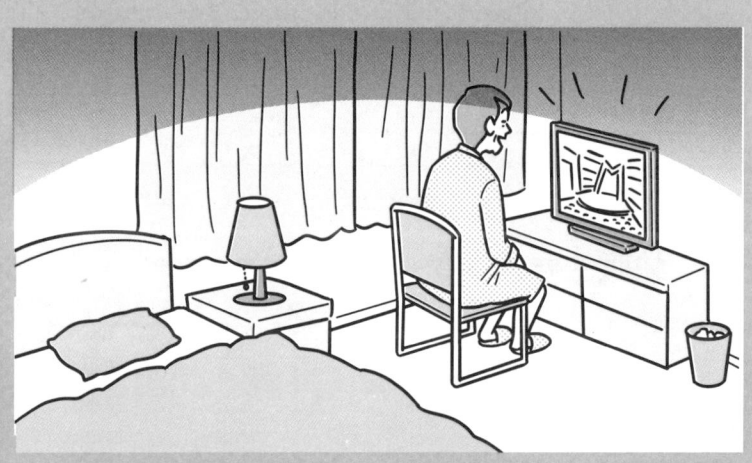

TIPS

97 调暗酒店房间的灯光

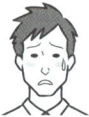

出差时可能是因为紧张,怎么也睡不着。

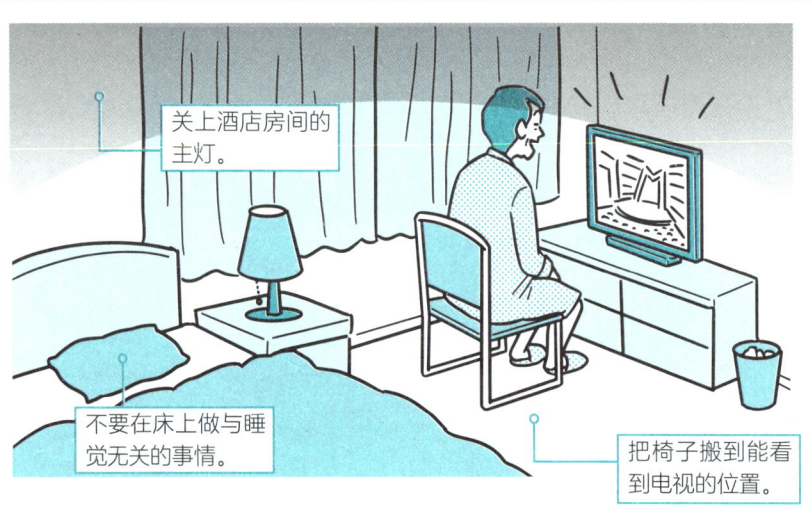

关上酒店房间的主灯。

不要在床上做与睡觉无关的事情。

把椅子搬到能看到电视的位置。

ADVICE
环境变了,快眠的要素不变

在出差途中,即使上午睡觉了,下午和晚上也尽量不要在路上睡觉。进入酒店房间后,先把主灯关上。另外,如果想要看电视,就把椅子搬到能看到电视的位置,这样能够避免在床上看电视。如果需要在酒店连住两晚以上,试着在吃早饭之前,先到酒店外走一走,让大脑感受强烈的光照,这样晚上也能够顺利入睡。

 理论解析

在环境发生变化后,试着将新环境的要素进行分解、重组,只要能满足原来的环境要素,就能够减少对睡眠的影响。早晨的光照和晚上的黑暗、傍晚的最高体温、"床=睡觉的场所",试着满足这三大要素,并且消除换了枕头就会睡不着的心理暗示。

TIPS

98 人为地创造明亮的早晨

梅雨季节,从早上开始心情就很差,晚上也睡不好。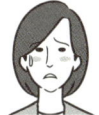

如果早上没有阳光,也可以用其他的光作为代替。

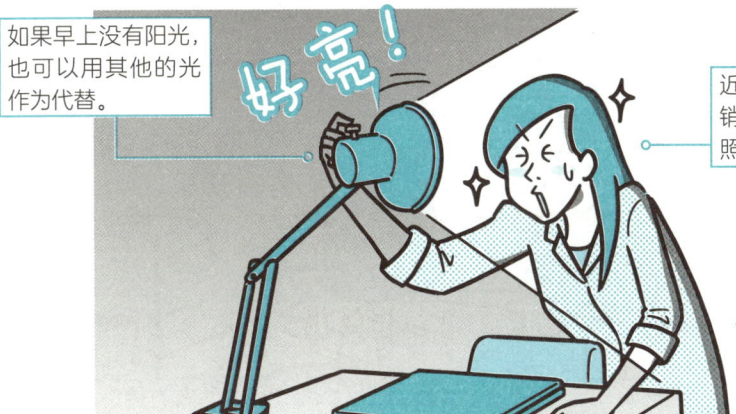

近年来,市场上也会销售15000勒克斯的照明器具。

与台灯的距离大概在30厘米即可。

ADVICE
在早晨理想的时间创造光照

沐浴在20000勒克斯人工光照下的高照度光疗法,能够有效缓解时差问题。近些年,LED照明设备的体积越来越小,市场上也会销售15000勒克斯的照明设备。但如果没有专业设备,也可以在醒来后直接把脸靠近台灯,距离大概在30厘米即可。注意眼睛不要直视灯光,几分钟后,就会清楚地感觉到大脑更加清醒了。

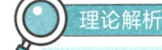 理论解析

具有OPN_4基因的人会对光照更加敏感,如果因为季节或天气的原因,早上没有阳光,褪黑素的分泌节律就很容易后移。相反,如果人为地创造早上的光照以及晚上的黑暗,那就可以不受季节或环境的影响,随意调整自己的昼夜节律。

营造睡眠环境

TIPS

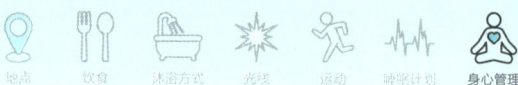

99 用毛巾来解决枕头不舒服的问题

可能是因为枕头不合适,早上醒来后,脖子和肩膀会很痛。

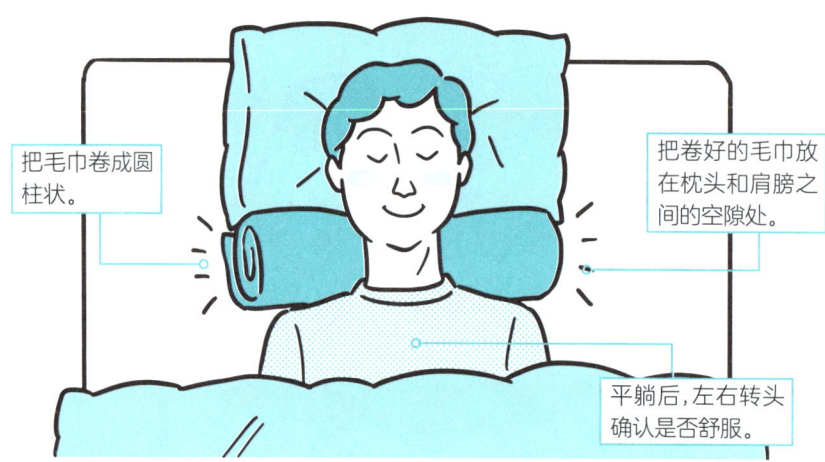

把毛巾卷成圆柱状。

把卷好的毛巾放在枕头和肩膀之间的空隙处。

平躺后,左右转头确认是否舒服。

ADVICE
扩大支撑面积,使肌肉放松

试着在平躺后,把卷成圆柱状的毛巾放在枕头的前面,填补枕头和肩膀之间的空隙。注意调整毛巾的厚度和硬度,不会使下巴抬得过高或过低的高度最合适。另外,毛巾的高度也不要影响我们左右转头。选择柔软的毛巾,让自己躺得更舒服吧!

理论解析

受支撑的身体面积越大,肌肉越能够放松。因此,如果能够填补枕头到肩膀之间的空隙,身体受支撑的面积就会扩大,脖子以及肩膀的肌肉就能够得到放松。另外,成年人每晚大概会翻身20次,毛巾的高度最好不要妨碍身体动作。

TIPS

100 在枕头边滴一滴精油

工作太累了,即使躺下也没有困意。

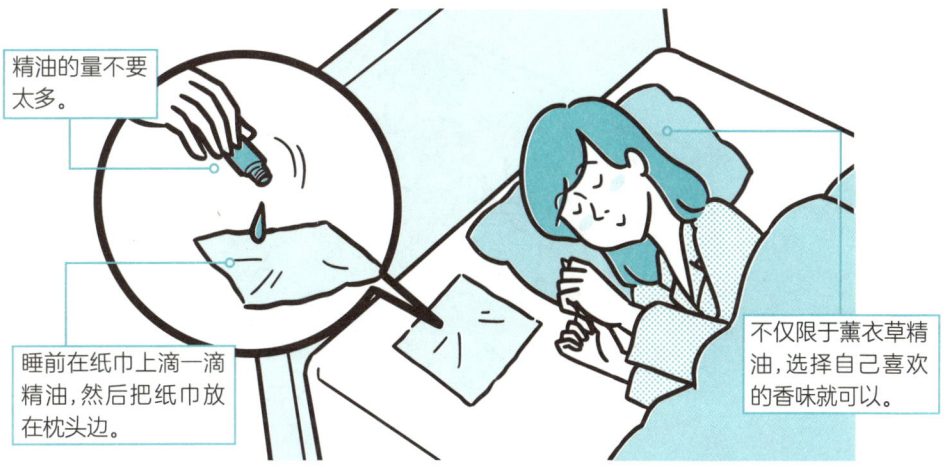

精油的量不要太多。

睡前在纸巾上滴一滴精油,然后把纸巾放在枕头边。

不仅限于薰衣草精油,选择自己喜欢的香味就可以。

ADVICE
强化"床 = 睡觉"的记忆

睡觉之前,试着在纸巾上滴一滴精油,然后把纸巾放在枕头边。只要在进入卧室或入睡时能够闻到香味,嗅觉就会立刻习惯,不必使香味一直持续。大脑会将顺利入睡的记忆和香味一起保存。香味不限,可以选择自己喜欢的香味,最好选择明确标记成分的精油。

理论解析

不论是哪一个年龄段,感知香味的嗅球细胞都会增加,而嗅球细胞越多,越能够区别香味,越能够体会到香味的作用。香味能够标记场所以及行为的记忆,而被香味标记的记忆会更加牢固。因此再去同一场所,再次做出同样的行为时,可以通过香味来使身体做好入睡的准备。

营造睡眠环境

TIPS

101 根据运动习惯选择床垫

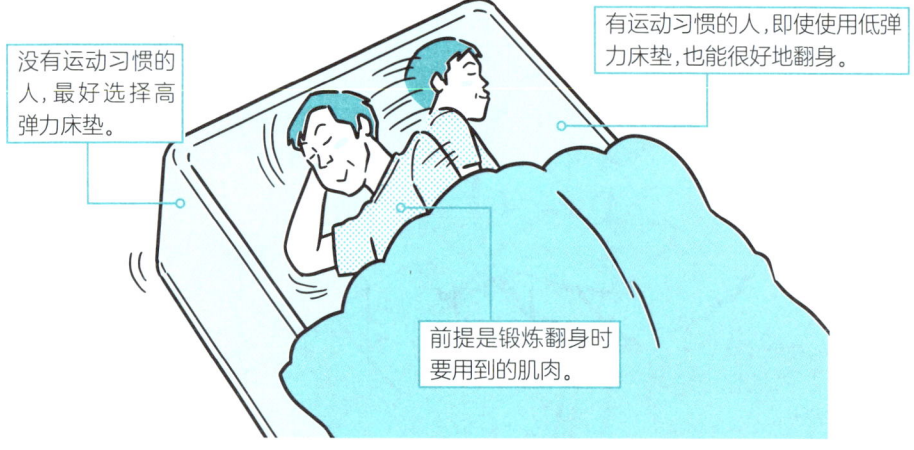

要怎么选择床垫呢?

没有运动习惯的人,最好选择高弹力床垫。

有运动习惯的人,即使使用低弹力床垫,也能很好地翻身。

前提是锻炼翻身时要用到的肌肉。

ADVICE
床垫只是起到支撑作用

床垫一般分为高弹力床垫和低弹力床垫。刚开始使用就能马上适应的属于低弹力床垫。低弹力床垫能让人在躺下的瞬间,感觉整个身体受到了支撑。而高弹力床垫因为能够主动回弹,所以身体需要一定的时间来记忆睡眠过程中的动作。没有运动习惯的人最好选择高弹力床垫,它对翻身有很好的支撑作用。

理论解析

人睡觉时大概会翻身20次,而在翻身时,能够支撑起身体的肌肉是必不可少的。如果肌肉量较少的女性或是老年人选择了低弹力床垫,睡觉时身体就会陷入床垫中,翻身也会受到阻碍。虽然使用高弹力的床垫不会妨碍翻身,但锻炼肌肉仍是顺利翻身的重要前提。

TIPS

102 选择吸汗、易干的睡衣

怎么选择睡衣呢？

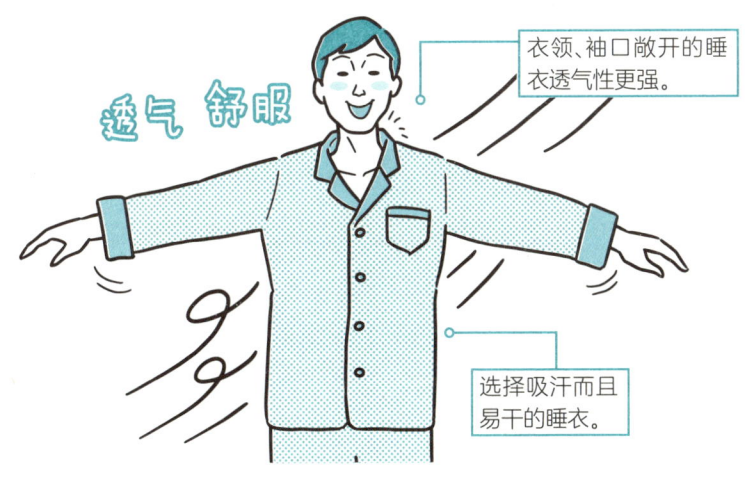

透气 舒服

衣领、袖口敞开的睡衣透气性更强。

选择吸汗而且易干的睡衣。

ADVICE
根据散热能力选择睡衣

最好选择衣领和袖口敞开，透气性更好的睡衣。另外，吸汗性好、易干的布料更有利于睡眠中身体的散热。即使在寒冷的季节，也尽量不要选择发热的睡衣。有些人觉得不穿睡衣能睡得更好，虽然也可以，但一定要注意卫生。建议选择吸汗性好且速干的床单和枕巾。另外，不妨碍翻身、穿上后行动方便也是很重要的。

理论解析

进入深度睡眠后，出汗量也会随之增加。出汗能够促进身体散热，降低人体核心温度，使细胞活跃程度下降，减少能量消耗。汗液蒸发时所产生的汽化热能够促进身体散热，最好选择有助于汗液蒸发的款式以及布料。

营造睡眠环境

COLUMN

睡眠竟然对选择伴侣也有影响

睡眠不足会使人选择错误的伴侣

偶尔也会有人来咨询用情不专或出轨的问题，实际上，睡眠不足会导致选择恋爱或结婚对象时的判断力有所下降。

果蝇的基因构造与人类十分相似，当雄性果蝇向雌性果蝇求爱时，如果得知雌性果蝇为"已婚（已交配）"（接收到拒绝的信号），雄性果蝇就会停止求爱。而这一过程大概需要7小时。但是，如果增加生物钟基因per（period），果蝇的记忆力就会提高，这一过程也会缩短至5小时。也就是说，充足的睡眠能够提高记忆力。相反，如果睡眠不足，即使已交配的雌性果蝇发出了拒绝的信号，雄性果蝇也仍会继续求爱。而对于人类而言，持续一周的睡眠不足，会对数百个基因产生影响。因此，调整好睡眠状态，会有利于我们选择对的人。

通过断食提高记忆力

在TIPS 10中提到，断食能够调整我们的睡眠状态。其实，断食与记忆力之间也有联系。

研究表明，向大脑内注射饥饿时所分泌的刺激食欲的激素——胃饥饿素，能够提高记忆力。空腹时，CRTC蛋白质的活性会有所提高，这也更有利于长时记忆的形成。但在饱腹时，CRTC会出现磷酸化反应，无法发挥作用，只有空腹时，CRTC才能够去磷酸化，发挥其作用。对于动物来说，空腹时，即使有危险也要走出自己的领地寻找食物。而之所以在空腹时记忆力会有所提高，可能也是为了在觅食时不迷路，不放过任何搜寻食物的方法。吃过东西后，随着空腹感的消失，记忆力会随之下降。因此，如果能够科学断食，白天的工作效率、晚上的睡眠质量都会有所提高。

第 8 章

有效睡眠：
解决工作、学习等方面
表现力下降的问题

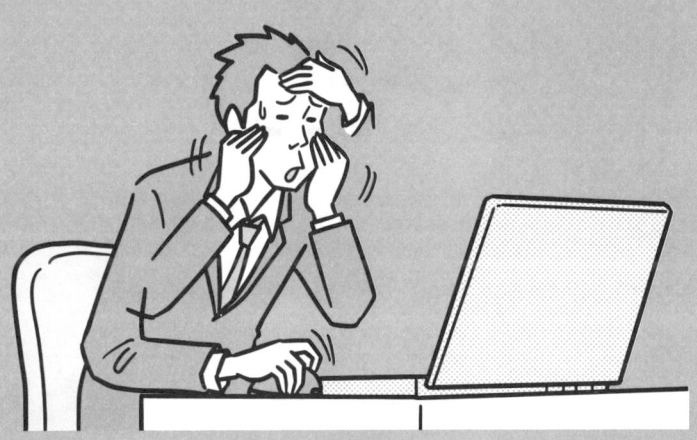

TIPS

103 睡眠不足会使摸脸频率增加,进而更容易感冒

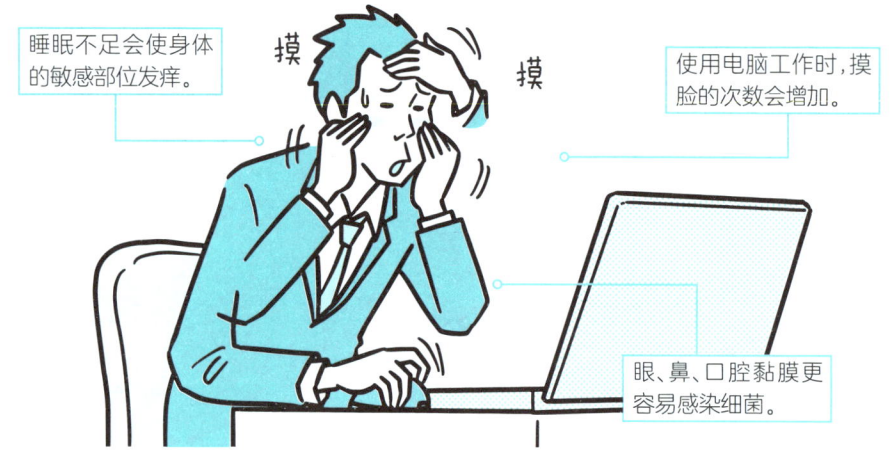

总是容易感冒。

睡眠不足会使身体的敏感部位发痒。

使用电脑工作时,摸脸的次数会增加。

眼、鼻、口腔黏膜更容易感染细菌。

ADVICE
睡眠不足时一定不要摸脸

在使用电脑工作时,如果不停地摸眼睛、鼻子和嘴巴,这些部位就会很容易感染细菌。另外,睡眠不足时,如果需要浏览电脑画面或是与他人交流,那么为了使大脑清醒,组胺的分泌就会大量增加,身体的敏感部位就会发痒,摸脸次数也会因此增加。平时有摸脸习惯的人一定要注意这一点,在睡眠不足时尽量不要摸脸。

理论解析

调查显示,在使用电脑工作时,摸脸次数会增加至每5分钟1~3次。也就是说,人每天大概会摸脸200~600次。这主要是因为在浏览电脑画面时,使大脑清醒的组胺会过度分泌。而睡眠不足时,组胺的分泌还会更多。

TIPS

104 睡眠过程也是学习过程

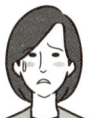

为了熟悉汇报内容,只能缩短睡觉时间。

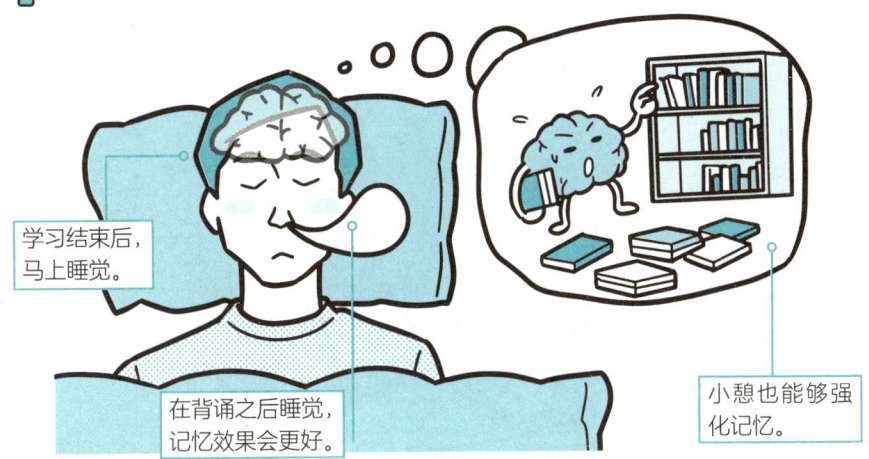

学习结束后,马上睡觉。

在背诵之后睡觉,记忆效果会更好。

小憩也能够强化记忆。

ADVICE
睡眠也是背诵过程的一部分

研究表明,与背诵之后不睡觉的人群相比,睡觉的人群会在之后的测试中取得更高的分数。在集中注意力学习后,最好直接去睡觉。即使是白天的小憩,大脑也会对记忆进行重组,进而强化记忆。因此,不必只把学习时间的长短当作最终成果,也充分利用睡眠过程中大脑的活动吧。

 理论解析

如果在学习之后睡觉,大脑就会根据要素对学习内容进行分解,并根据已有的记忆进行保存。而当我们再次回想时,被分别保存的记忆也会重新结合。这能够提高我们的应用能力,比起记忆过程,睡眠过程中大脑对记忆的重组更有利于成绩的提高。

有效睡眠

| TIPS |

105 把香味和学习组合起来

为了资格考试一直学习到深夜,但是根本记不住。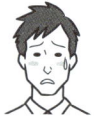

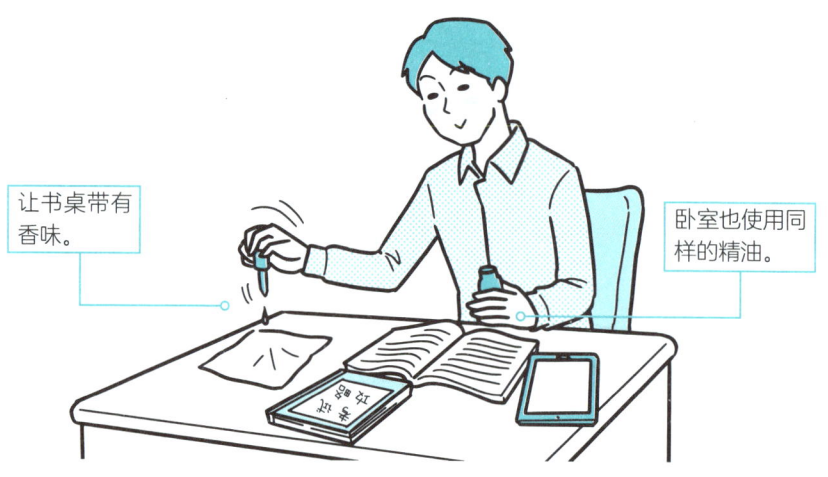

让书桌带有香味。

卧室也使用同样的精油。

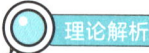

ADVICE

香味能够保护"学习细胞"

试着在纸巾上滴一滴自己喜欢的精油,然后把纸巾放在书桌上。如果在书桌前学习,记得在卧室里也使用同样香味的精油。实验表明,在记忆力测试中,伴随着玫瑰香味学习以及睡觉的群体,要比没有香味的群体成绩更好。也可以带着有香味的纸巾去考试,以此来创造一个熟悉的环境。

理论解析

为了提高工作效率,大脑会在睡眠过程中积极地清除细胞。而细胞消亡的过程则被称为细胞凋亡。如果伴随着香味学习或睡觉,那么在细胞凋亡过程中,被香味标记的细胞就不会被清除。也就是说,香味会影响细胞的新陈代谢。

TIPS

106 洗澡后到睡觉前的1小时用来学习

想要在短时间内高效地学习。

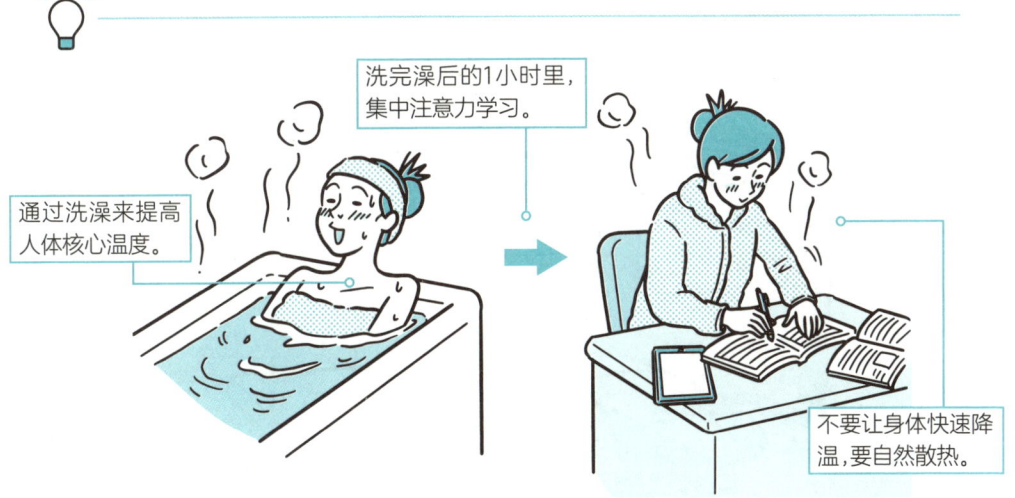

通过洗澡来提高人体核心温度。

洗完澡后的1小时里，集中注意力学习。

不要让身体快速降温，要自然散热。

ADVICE
睡前的 1 小时最适合背诵

大家可以利用睡眠过程中大脑对记忆的巩固作用来提高学习效率。在深度睡眠，也就是慢波睡眠中，大脑会对记忆进行巩固。而人体核心温度的急速下降，是大脑进入慢波睡眠所必需的条件。因此，先通过洗澡来提高人体核心温度，洗完澡后，不要让身体快速降温，而是在1小时内让人体核心温度自然下降。利用这1小时的时间集中精力学习吧！

理论解析

在慢波睡眠过程中，大脑会将记忆重放、巩固。而这一巩固过程将从入睡前的记忆开始。入睡前的记忆不掺杂其他记忆，反而更加鲜明。通过洗澡来促进大脑进入慢波睡眠，并且在睡前的1小时学习需要背诵的内容。

有效睡眠

TIPS

107 通过浏览电脑屏幕,检查专注力

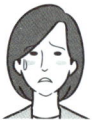

工作时特别容易分神。

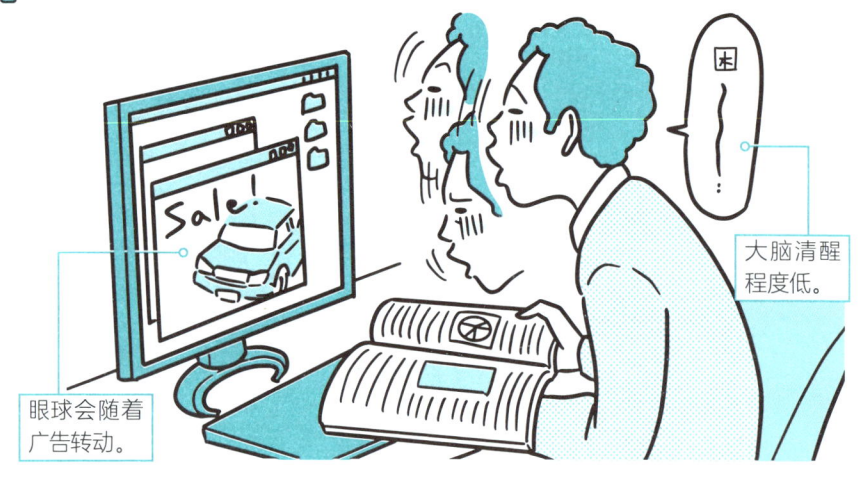

眼球会随着广告转动。

大脑清醒程度低。

ADVICE
分神说明大脑进入了睡眠状态

工作中,如果目光会被无关的文件或电脑画面中的广告吸引,那就说明此刻出现了微眼动。这是大脑清醒程度降低的标志。虽然这个时候并不会感受到困意,只会觉得有些分神,但是,如果等到困意出现后再采取措施,那也很难迅速集中注意力。最好在微眼动出现时,就及时小憩。

理论解析

当人们看某件东西时,为了迅速描绘出物体轮廓,眼球就会出现转动。眼球的这一快速运动被称作眼跳。眼跳对于获取视觉信息十分重要。但如果大脑清醒程度下降,眼球就会出现多余的运动,这也说明大脑处于睡眠的初期阶段。

TIPS

108 早上走到窗边，有助于减肥

最近明明没有吃太多，但还是胖了。

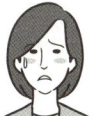

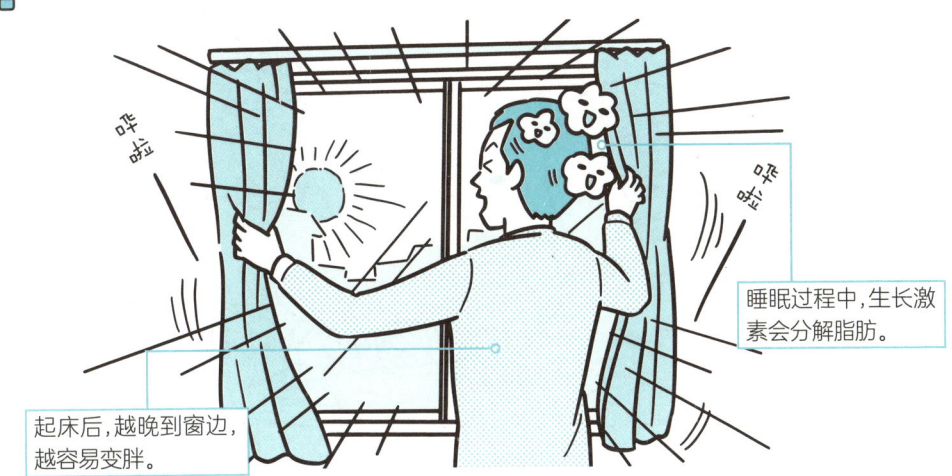

起床后，越晚到窗边，越容易变胖。

睡眠过程中，生长激素会分解脂肪。

ADVICE
早晨的阳光对于体重管理十分重要

可能会有人认为，只要睡眠没出现问题，即使不外出也没关系。但是，调查表示，早上来到窗边的时间越晚，人就越容易变胖。因为睡眠过程中分泌的生长激素有分解脂肪的作用，所以为了保持适当的体重，睡眠也是非常重要的。也就是说，起床后来到窗边，也是减肥过程中的重要一环。

理论解析

如果褪黑素分泌节律推迟，睡眠−清醒节律也会随之推迟。但是，因为人体核心温度变化节律并不会马上推迟，所以睡眠−清醒节律与人体核心温度变化节律之间就会出现间隔，导致内在节律失调、身体状况变差。如果放任褪黑素分泌节律继续推迟，大概在3周后，人体核心温度变化节律也会出现推迟，睡眠质量也就随之下降。

有效睡眠

TIPS

109 睡前30分钟,提前关闭手机

虽然知道睡前玩手机对睡眠不好,但具体应该怎么做呢?

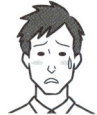

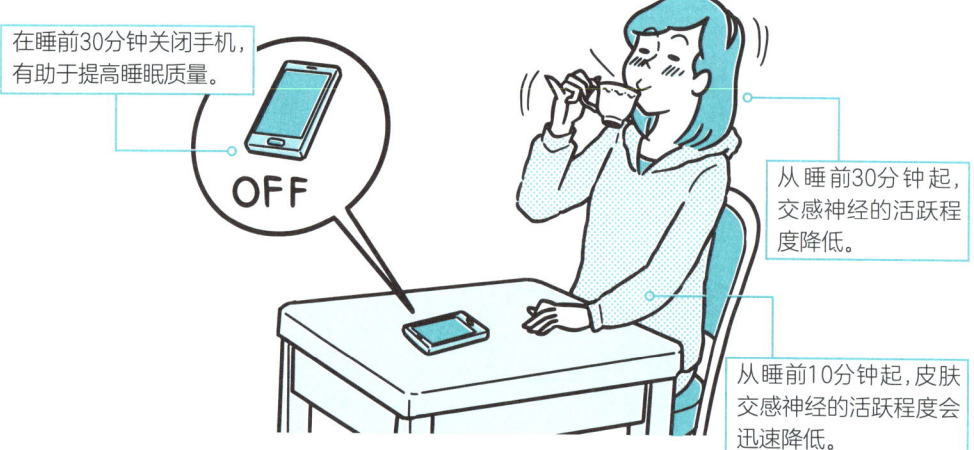

在睡前30分钟关闭手机,有助于提高睡眠质量。

从睡前30分钟起,交感神经的活跃程度降低。

从睡前10分钟起,皮肤交感神经的活跃程度会迅速降低。

ADVICE
根据身体节律来调整行为

我经常会建议大家:"在睡觉前30分钟关闭手机。"这是因为顺应大脑以及身体节律,对于提高睡眠质量来说十分重要。大脑以及身体会在睡觉前30分钟开始为入睡做准备。最开始的睡眠质量最高,如果能够在这30分钟里不玩手机,睡眠质量自然能够得到保证。只要顺应身体节律,工作效率也就能够轻松提高。

理论解析

根据睡眠深浅程度,睡眠一共被分为4个阶段。能够意识到自己处于睡眠状态的属于第2阶段。从第2阶段的前10分钟开始,皮肤交感神经的活跃程度会迅速降低。而从第2阶段的前20分钟开始,交感神经的活跃程度会逐渐降低。交感神经的这一变化使得大脑能够顺利地从清醒进入睡眠。

TIPS

110 肌肉训练比走路更助眠

每天都走1万步,但还是睡不着。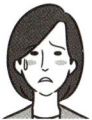

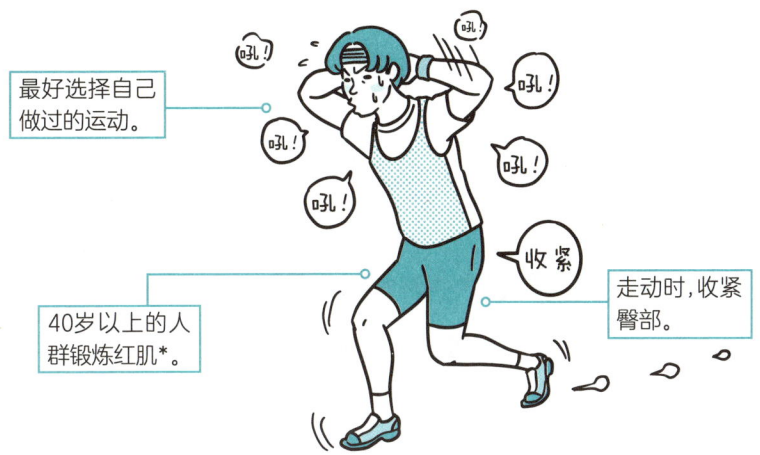

- 最好选择自己做过的运动。
- 40岁以上的人群锻炼红肌*。
- 走动时,收紧臀部。

ADVICE
肌肉训练能够提高睡眠质量

有人认为累了自然就能够睡着,因此在睡不着时,会盲目地通过走路来使身体疲惫。但是,这可能并不会改善睡眠。先重新定义一下"疲惫"的状态吧。肌肉是产生热量的组织,肌肉越多,人体核心温度的变化幅度也就越大。也就是说,肌肉训练更有助于睡眠。

 理论解析

以前,调查睡眠与运动关系的研究多以有氧运动为主,但是最近,研究内容多是肌肉训练与睡眠的关系。这些研究表明,肌肉训练虽然不会改变睡眠时长,但是能够有效改善睡眠质量。

有效睡眠

---

* 骨骼肌肌肉分成两种,白肌和红肌。白肌有瞬间的爆发力,但是难以持久,专门用作大重量强爆发无氧运动,另外白肌也是基础代谢率的主体;而红肌爆发力偏弱,持久性却很优异,且能储存氧气,专门供做长时间中低强度有氧运动。

\ 了解更多 /
增加红肌能够睡得更好

进行肌肉训练时，为了能够坚持下去，最好选择自己做过的运动。另外，比起每周1次的高强度肌肉训练，每周4次的低强度肌肉训练更有利于改善睡眠。

能量的产生方式会随着年龄的增长发生变化。年轻时，人体主要是通过糖分的降解代谢来获得肌肉的爆发力。而40岁以后，人体则主要通过肌肉中的线粒体来创造持续力。因此，40岁以后，增加线粒体含量较多、对身体起支撑作用的红肌更重要，在肌肉训练时，最好选择能够锻炼红肌的运动。瑜伽、下蹲等运动都能够增强红肌。即使在平时走路时，也要注意收紧臀部。

\ 了解更多 /
低强度的运动能够给大脑补充营养

运动不仅能够调整睡眠节律，还能够给大脑带来许多益处。例如，运动能够增加神经营养——脑源性神经营养因子（BDNF）的含量。

最好选择低强度（3MET）的运动，运动频率最好保持在每周3次、每次30分钟。MET是运动强度的衡量单位。走路、低强度的肌肉训练、站立使用吸尘器的运动量大约都是3MET。而在生活中加入这一强度的运动，能够有效为大脑补充营养。根据本书内容，养成在傍晚做低强度肌肉训练的习惯，还能够预防阿尔茨海默病以及抑郁症。

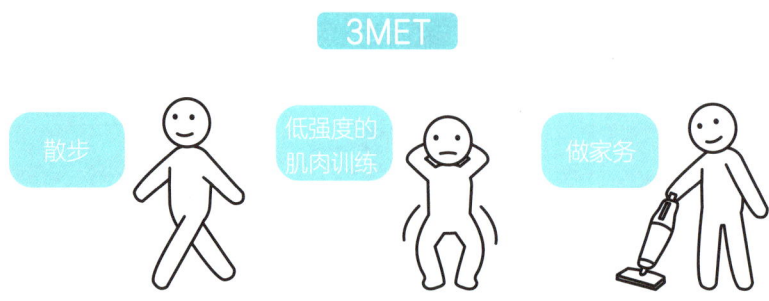

| TIP

111　在早晨写日记

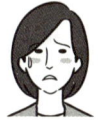

晚上写日记时，心情很容易变差。

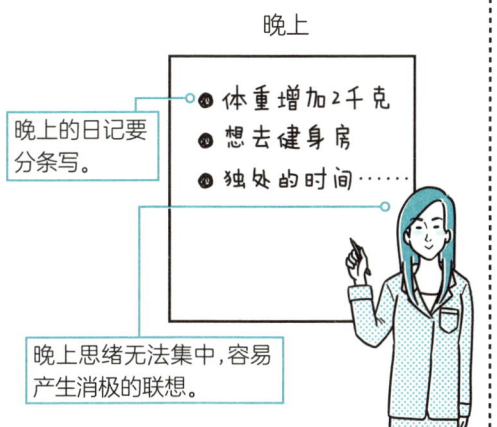

晚上

- 体重增加2千克
- 想去健身房
- 独处的时间……

晚上的日记要分条写。

晚上思绪无法集中，容易产生消极的联想。

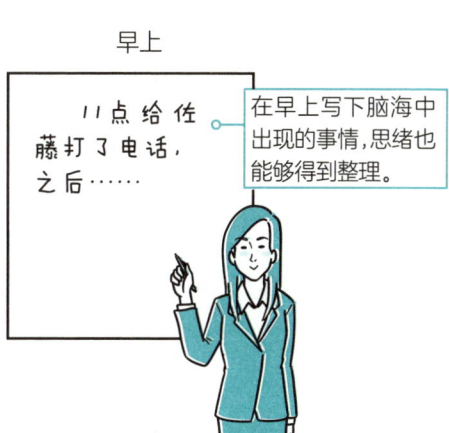

早上

11点给佐藤打了电话，之后……

在早上写下脑海中出现的事情，思绪也能够得到整理。

ADVICE
早晨大脑中只会留下重要的记忆

晚上很容易产生消极的联想，如果在晚上写日记，心情很容易变差。但将思绪转化为外部记忆，能够使我们不再胡思乱想，因此在晚上写日记时，要尽量分条写。相反，在早上写日记时，要尽量将脑海中浮现的事情段落化。在晚上的睡眠过程中，大脑会删除不必要的记忆，这样早晨脑海中所浮现的记忆，都是大脑判定为重要的记忆。

 理论解析

持续清醒时间越长，神经活动越难以抑制，思绪也就越难集中。因此，晚上很容易产生联想。当产生消极的联想时，也常会伴随心跳加速等生理反应，而这些生理反应又会进一步增加消极的联想，如此就会越来越心烦。

有效睡眠

TIPS

112 自己做决定

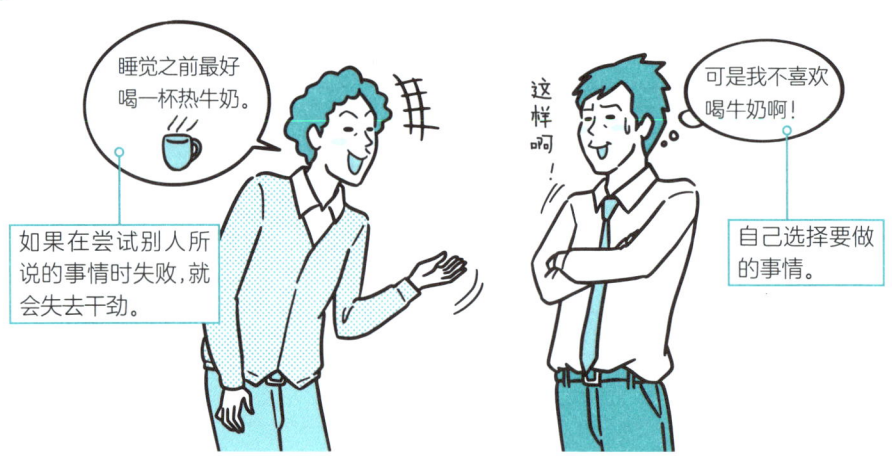

即使尝试新的事物,也很难坚持下去。

睡觉之前最好喝一杯热牛奶。

如果在尝试别人所说的事情时失败,就会失去干劲。

可是我不喜欢喝牛奶啊!

自己选择要做的事情。

ADVICE
自己决定的事情不会失败

在培养新的习惯时,最好自己决定要怎么做。做自己决定的事情,即使进展不顺利,也不会失去干劲。不要一味地遵循网络上的信息、专家的意见或是医生的指导等,就当是出于兴趣或是补充新知识去了解,最终还是由自己来决定怎么做。这样即使在进展不顺利时,我们也会更愿意花费精力去思考。

理论解析

干劲与脑前额叶相关。如果是出于外在动机,比如他人的指示或是报酬,在失败时,脑前额叶的活跃程度就会下降,我们也会因此失去干劲。与之相对,如果是自己决定去做,即由内在动机驱使,那么即使失败了,脑前额叶的活跃程度也不会下降。

TIPS

113 把晚上要吃的零食装在盘子里

> 因为睡觉时会出现呼吸暂停的现象,所以医生建议减肥。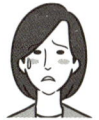

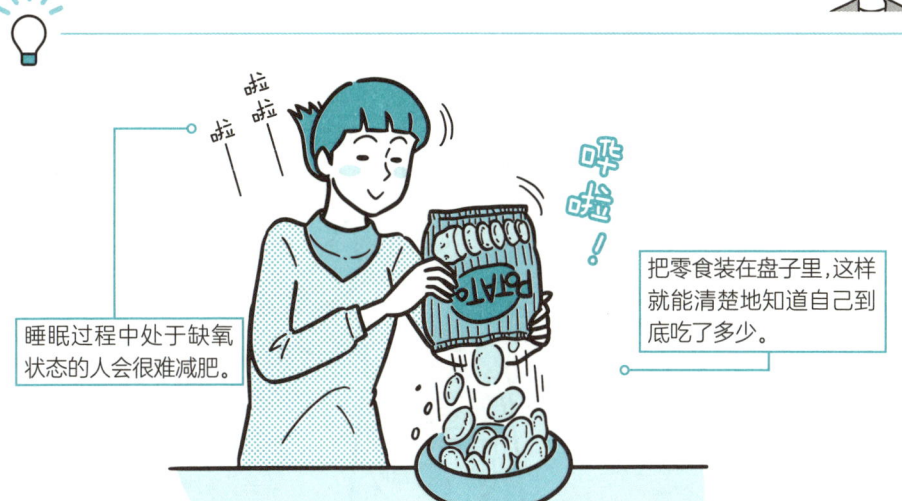

睡眠过程中处于缺氧状态的人会很难减肥。

把零食装在盘子里,这样就能清楚地知道自己到底吃了多少。

ADVICE
晚上想吃零食是由激素引起的

越是睡觉时打鼾或是有呼吸暂停现象的人,越难减肥。这是因为睡眠过程中缺氧,所以在白天或夜里很难有饱腹感,进而不停地进食。这其实并不是自身的意愿,而是激素的作用。为了少吃零食,可以试着把零食从袋子里倒出来,装在盘子里。这样一来,大脑就能清楚地看到零食已经吃完了,从而为这一行为画上句号。

理论解析

平躺着睡觉时,由于重力的原因,舌头上的肌肉会向下移动,进而堵住喉咙。此时,为了强行使空气流通,就会引起打鼾。当呼吸受到限制、身体处于缺氧状态时,使大脑清醒的食欲素就会增加。食欲素会减少饱腹激素、瘦素的分泌,因此就会忍不住吃东西。

有效睡眠

TIPS

114 调节肠道环境,提高睡眠质量

便秘很严重,这和睡眠有关系吗?

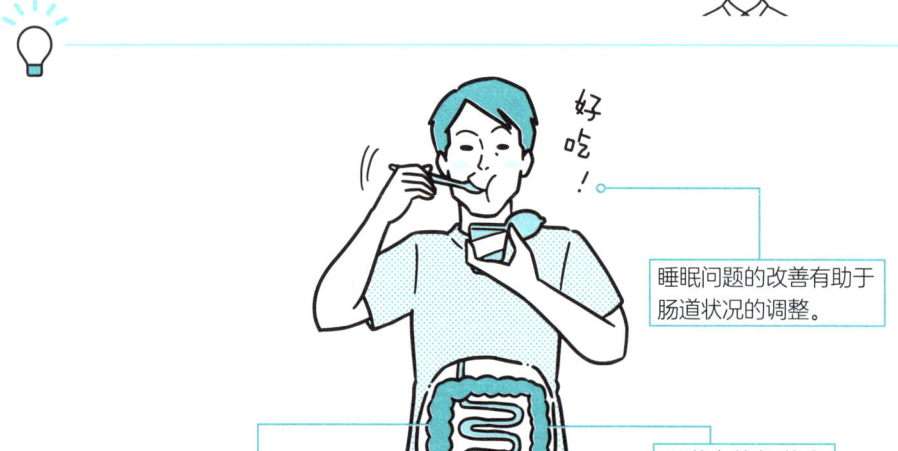

睡眠问题的改善有助于肠道状况的调整。

如果肠道环境较差,睡眠质量也不会高。

肠道中的细菌也会影响睡眠。

ADVICE
通过改善睡眠来调节肠道环境

因为肠道功能与睡眠有着密切的联系,所以睡眠的改善也有利于肠道状况的调整。不论是吃饭还是睡觉,都是每天必做的事情,不论是哪一方面得到了改善,都会有利于另一方面的调整。先试着从自己感兴趣且容易坚持的事情开始做起吧。通过改善睡眠来改变肠道环境,肠道环境改善后睡眠质量自然就能得到提高,也会形成良性循环。

> **理论解析**
>
> 消化道的收缩周期与睡眠周期相同,大概为90分钟。胞壁酰二肽类是大肠内细菌的由来,它能够通过免疫细胞——白细胞介素-1β发挥睡眠物质的作用。因此,如果肠道环境得到了调整,晚上的睡眠质量也能够得到提高。

TIPS

115 白天要多笑一笑

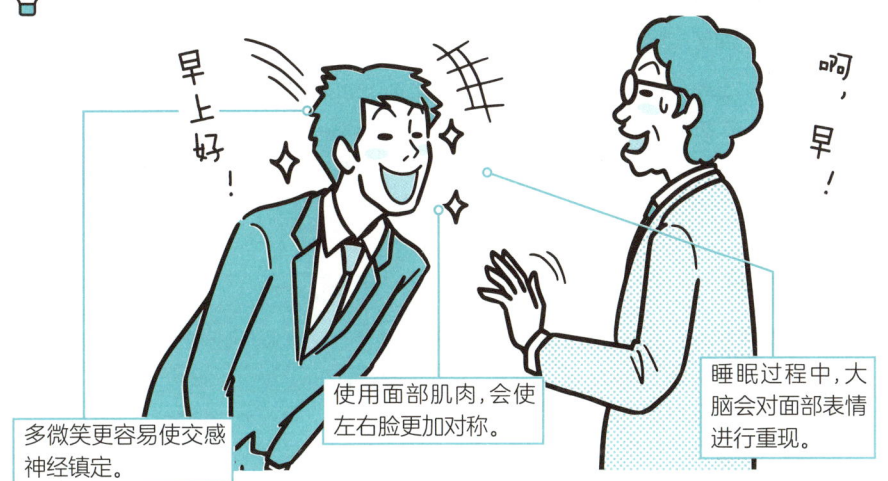

为什么快要睡着时,要多做微笑的表情呢?

多微笑更容易使交感神经镇定。

使用面部肌肉,会使左右脸更加对称。

睡眠过程中,大脑会对面部表情进行重现。

ADVICE
表情的变化能够带来心理的变化

如果睡得好、睡得很舒服,迷走神经就会从全身收集这种感觉,而管理表情的面神经、动眼神经等就会形成一个明朗的表情。如果保持这一表情与他人交流,迷走神经就能够抑制交感神经的活跃程度,睡眠质量也能得到提高。另外,因为面部各器官的位置都是由肌肉的强弱程度决定的,所以如果表情明朗、经常使用面部肌肉,左右脸的表情也会更加对称。

理论解析

迷走神经是脑神经的一种,而且一部分迷走神经能够通过社会性的交流来抑制交感神经的活动。微笑着与人交流能够使自主神经镇定,从而提高睡眠质量,表情也会更加自然。与印象相关的研究表明,左右对称且有独特之处的脸庞最能给人带来好印象。

有效睡眠

\ 了解更多 /
一项研究微笑与心理关系的实验

有研究表明,实验对象只需要咬住铅笔形成一张"微笑脸",就会觉得所读的漫画很有趣。在这一实验中,一组实验对象用门牙咬住笔,做出微笑的表情,而另一组实验对象则用上下嘴唇夹着一支笔,无法微笑。之后,两组实验对象都阅读并评价了同样的漫画。该实验旨在探明,即使不是发自内心的微笑,是否也会有相同的效果。最终的实验结果表明,通过咬铅笔来做出微笑表情的一组,普遍评价漫画很有趣。

现在,因为远程办公以及戴口罩,我们很难看出他人的表情,但是最近人们注意到,夸张的笑容会使交流更加顺利。虽然交流越来越困难,但我们更要积极地微笑,使大脑更加积极地看待事物。

理论解析

当笑着与他人接触时,自主神经中的腹侧迷走神经就会抑制交感神经的活跃程度。在这一部分,先来了解一下构成自主神经活动的3个层次。如下图所示,上层的神经活动会像一个盖子一样,盖住下一层的神经活动。下一层神经活动会受到上层神经活动的抑制,无法表露出来。但是,如果上层神经活动减少,盖子就会出现偏离,下层神经活动也就不再受到抑制。相反,如果上层神经活动更加活跃,那么下层神经活动就会一直受其抑制。神经活动之间的抑制关系,也影响着我们每天的身体状况。

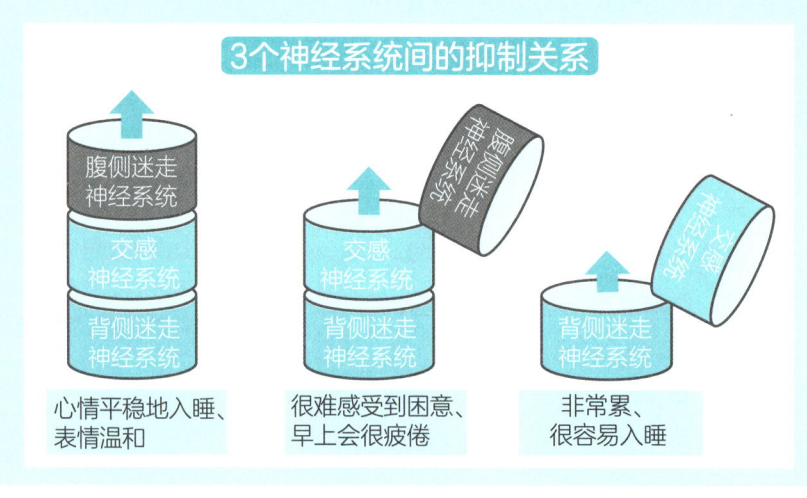

3个神经系统间的抑制关系

心情平稳地入睡、表情温和

很难感受到困意、早上会很疲倦

非常累、很容易入睡

TIP 116 固定吃饭时间，有效应对时差

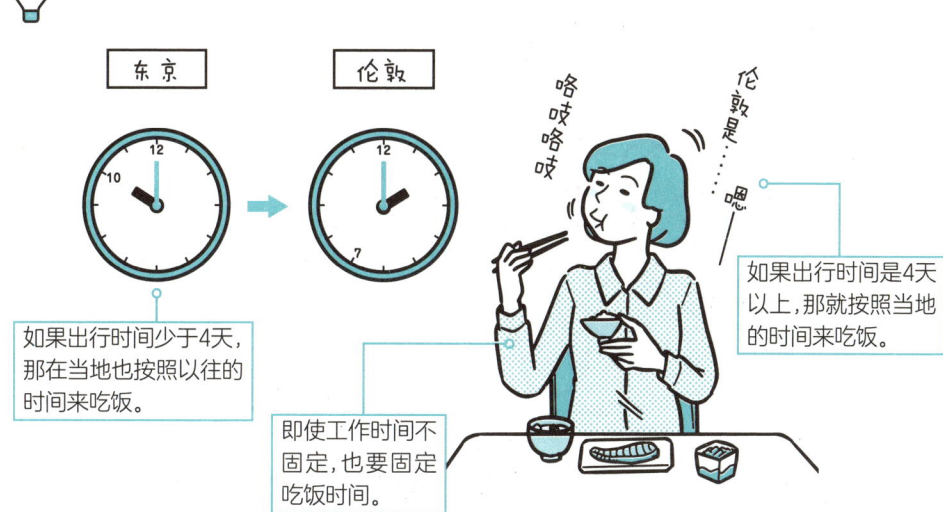

如果出行时间少于4天，那在当地也按照以往的时间来吃饭。

即使工作时间不固定，也要固定吃饭时间。

如果出行时间是4天以上，那就按照当地的时间来吃饭。

ADVICE
固定吃饭时间

为了解决时差以及工作时间不固定的问题，可以使用定锚用餐的方法。也就是在出发之前，就按照当地的时间来吃饭。如果出行时间在4天以上，那就以当地的时间为准；如果出行时间少于4天，为了缓解回国后的时差问题，可以在当地也按照以往的时间来吃饭。找到一天中最容易实施的时间点，并在那一餐尽可能地多吃。

理论解析

TIPS 10中提到，早餐带给昼夜节律的影响最大，但是与光照无关。除此之外，另外两餐的用餐时间也会对昼夜节律产生影响。通过在固定的时间用餐来固定昼夜节律的方法，叫作定锚用餐。如果能够减少用餐次数，操作也会更加简单。

有效睡眠

TIP 117 晚餐吃高GI食物，以避免半夜吃零食

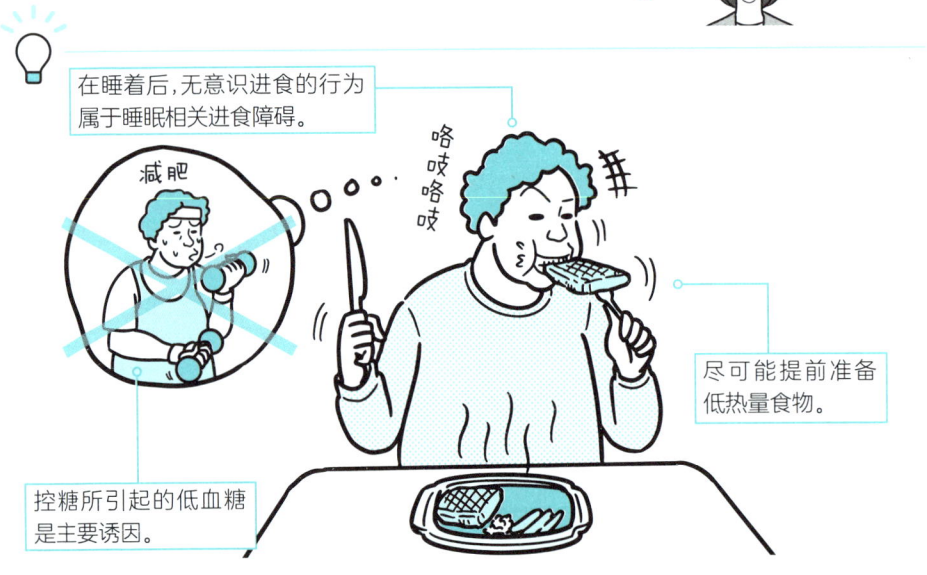

半夜好像会在无意识中起床吃东西。

在睡着后，无意识进食的行为属于睡眠相关进食障碍。

尽可能提前准备低热量食物。

控糖所引起的低血糖是主要诱因。

ADVICE
减肥期间会在半夜吃东西

有些人会无意识地在半夜吃掉剩下的晚餐或点心，并且在第二天早上醒来后会感到十分诧异，这种现象被称为睡眠相关进食障碍。常见于减肥期的人群，低血糖是主要的诱因。TIPS 11中所介绍的在早晨吃高GI食物能够有效解决这一问题。如果仍无法有效缓解，可以在晚餐时吃高GI食物，避免半夜起来吃东西。但是，熬夜或过量饮酒，也有可能使此问题再次出现。

理论解析

睡眠相关进食障碍并不会因为饥饿或口渴等食欲相关诱因而进食，并且与饿醒再进食的感觉也完全不同。进食多是因为梦境与食物相关，而且摄取的食物也多是高热量食物。当意识到体重在不知不觉间增加了之后，患者往往会减少白天的进食量，并且为了减重而过度运动。

如果能够记得自己在半夜进食，那就属于夜间进食综合征。 在这种情况下，患者通常无法抑制进食的冲动，但是能够清楚地记得进食过程。有时也会在吃过晚饭到睡觉前的这段时间里暴饮暴食。

除了睡眠相关进食障碍以及夜间进食综合征，还会有一种非常相似的现象，即低血糖引起的夜间进食行为。实际上，在减肥期间，控糖会导致在半夜进食。控糖后，白天摄入的葡萄糖会减少，刺激食欲的胃饥饿素也会减少。但是，熬夜会使胃饥饿素在入睡前的分泌增加，而且因为白天分泌较少，所以在入睡后，胃饥饿素会过度分泌，引起进食行为。早餐选择高GI食物，可以有效解决这一问题。高GI食物能够在很大程度上调整昼夜节律，在早餐摄取高GI食物，可以推动昼夜节律前移。饮食也是影响昼夜节律的一大原因，不要把饮食与睡眠割裂开来，如果能够使二者相互配合，调整好昼夜节律，半夜进食的次数自然也会减少。

\ 了解更多 /
提前准备低热量食物

在发现自己有半夜进食的行为后，不要强行停止，先试一下能否自己决定食物。一般情况下，半夜进食多会选择面包或巧克力等，试着提前准备减肥时吃的食物，比如魔芋果冻等热量低、饱腹感强的食物。

如果在吃东西时有意识，那么与无法控制的冲动进食相比，吃提前准备的食物，能够让自己有控制自身行为的感觉。

若是可以稍微改变自己的行为，那再试着分析自己是想通过进食来获取什么。是咀嚼的感觉，还是吞咽感？是想吃甜的东西，还是在吃完东西之后才能顺利地再次入睡？了解清楚这些后，再根据自己的实际需求来提前准备食物。在接纳自己半夜进食的同时，慢慢改变摄取的食物，最终就可以仅靠喝水来使自己再次入睡。

TIPS

118 创造工作顺利开展的心流

下午总是心不在焉的，工作也不顺利。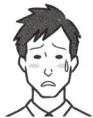

工作表
- ☑ 回复邮件
- ☑ 14点前准备好会议资料
- ☐ 16点前开始销售额分析

在一定能够完成的前提下，设定最困难的任务。

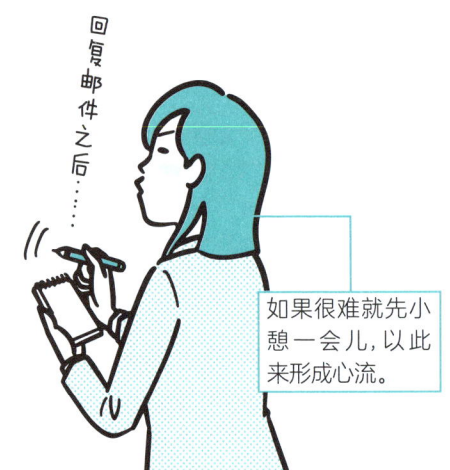

回复邮件之后……

如果很难就先小憩一会儿，以此来形成心流。

ADVICE
表现出注意力的高度集中

米哈里·契克森米哈将人们在专注进行某行为时所表现的心理状态命名为心流。当课题的难易程度与自身能力相匹配时，心流就会出现。如果课题过难，人就会感到不安，并且出现拖延；而如果课题过于简单，我们会感到无聊，甚至无法集中注意力。课题的设定固然很重要，但形成心流最简单的方法就是小憩。

 理论解析

在心流状态下，大脑内的视觉区以及听觉区的活跃程度会显著降低，无用的刺激或噪音不会对我们产生影响。另外，身体能够在心流状态下随意移动，我们会感到时间过得很快。如果在小憩前使用TIPS 3中所介绍的自我唤醒法，睡醒后出现心流的可能性会更大。

TIPS

119 运动后,后半段的睡眠很重要

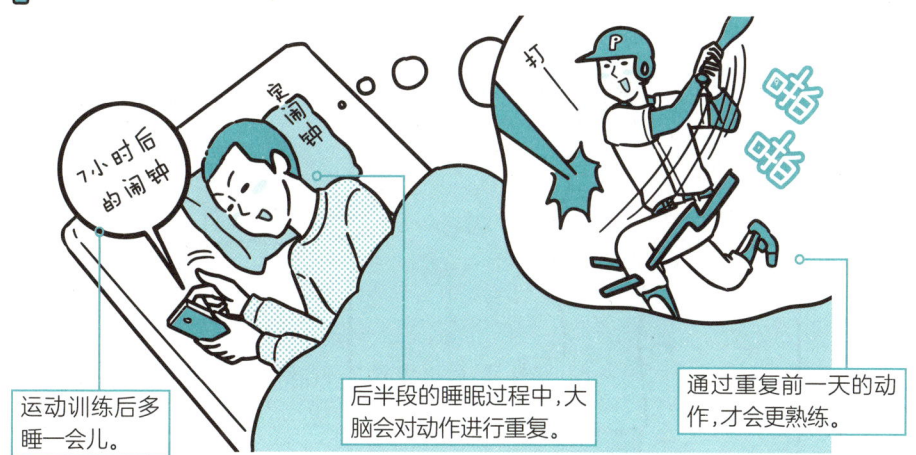

睡3小时够吗?

7小时后的闹钟

运动训练后多睡一会儿。

后半段的睡眠过程中,大脑会对动作进行重复。

通过重复前一天的动作,才会更熟练。

ADVICE
训练之后要多睡

可能会有人认为,如果前半段的睡眠都处于深睡状态,那么即使缩短后半段的睡眠时间也没关系。但是在后半段的睡眠中,大脑会反复重演日常的动作,并且修正误差,因此后半段的睡眠也十分重要。在运动过程中,人们通常专注于身体的使用方法,而只有经过睡眠,我们才能够真正地掌握动作。越是加强运动的日子,越要延长睡眠时间,这样才能够提高训练效率。

理论解析

动作的记忆属于程序性记忆。相关实验对睡眠以及程序性记忆的关系进行了调查。在完成电脑的打字任务后,一组实验对象睡了3小时,而另一组实验对象睡了7小时。在之后的两次测验中,睡了7小时的小组成绩更好。由此可以看出,睡眠的后半段,即快速眼动睡眠对于动作的掌握十分重要。

有效睡眠

TIP 120 锻炼前锯肌，解决脖子的疼痛问题

早上起来后脖子很痛，是不是该换枕头了呢？

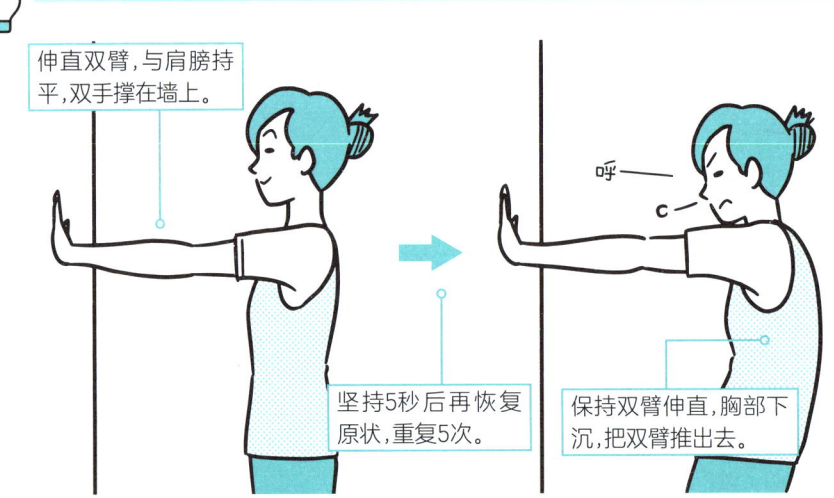

伸直双臂，与肩膀持平，双手撑在墙上。

坚持5秒后再恢复原状，重复5次。

保持双臂伸直，胸部下沉，把双臂推出去。

ADVICE
前锯肌能够减轻脖子的负担

枕头只是起到辅助的作用，想要解决脖子疼痛的问题，先要锻炼好身体的前锯肌。脖子痛的人，肩胛骨的内侧通常也是向外凸的。这是因为支撑肩胛骨的前锯肌较弱，需要进行相应的肌肉训练。双手扶墙，高度与肩膀持平。头部保持不动，伸直双臂、撑在墙上。胸部下沉，拱起后背。保持5秒后恢复原状，如此重复5次。

理论解析

肩胛骨周围的肌肉会因为胳膊的重量而下垂，所以肩关节也被称为悬垂关节。如果肩胛骨不与肋骨相连，胳膊的重量就会直接由脖子负担，脖子也会因此出现疼痛问题。前锯肌正是连接肩胛骨与肋骨的肌肉，如果前锯肌较弱，那么靠近脊柱一侧的肩胛骨就会凸出。

\ 了解更多 /
使用电脑时，注意不要低着头

　　从侧面来看，脖子里面的颈椎是轻微向前弯曲的。若是颈椎正常的曲度发生了变化，那就会给脖子、后背以及腰部肌肉带来负担，引起疼痛。颈椎一共分为7节，第1节和第2节构成了上位颈椎，第3节至第7节构成了下位颈椎。上位颈椎能够活动头部。

　　在端坐或面向正前方的状态下，看电脑或手机时，脖子会如何活动呢？如果看屏幕时，脖子会向前伸，那就有必要留意脊椎曲度是否出现了异常。那么，就来一起重新确定一下看电脑或手机时，脖子应该如何活动吧。

　　在端坐或面向正前方的状态下，试着不要动脖子，只把头低下来看屏幕。第1节和第2节颈椎位于头部后面的骨头凹陷处，在比下巴还要高，差不多是耳朵的位置，把头向前倾。试想以两耳之间的连线为中轴，前后活动头部。这样一来，就可以不改变脖子的曲度也能够看到屏幕了。

　　伸着脖子看屏幕的姿势不仅会在白天的学习或工作中给脖子带来负担，也会影响夜晚的睡眠。如果颈椎向后弯曲，气道就会变得狭窄，嘴巴也更容易张着，从而引起打鼾或睡眠呼吸暂停综合征。有意识地以两耳之间的连线为中轴，只活动头部，就能改变睡眠过程中的姿势。为了减轻白天的负担，让身体在晚上得到休息，试着以两耳为中轴来活动头部吧。

有效睡眠

> **理论解析**
>
> 调整好身体姿势，脖子不要向前伸，也能够提高工作效率。本书在最开始介绍了如何确认自己是否睡眠不足，其中，我们提到了工作记忆的概念，其实姿势也与工作记忆相关。承担工作记忆的是背外侧前额叶皮层（DLPFC）以及前扣带回（ACC），这两个部位都与顶上小叶有着密切的联系。顶上小叶主要处理姿势与动作之间的关系。当我们使用手来操作时，顶上小叶会从身体收集相关信息并反映到下一个动作上，如此动作才会顺利进行。因为任何姿势我们都可以操作电脑或手机等电子设备，许多人并不会意识到姿势的调整与动作结果之间有着联系。但是，对于大脑来说，不同的姿势也会带来不同的结果。**当操作电脑的姿势不正确时，顶上小叶所提供的信息就会不充分，前扣带回也就无法屏蔽无用的信息。**进而导致背外侧前额叶皮层关注到无用的信息，动作迟缓。而且如果姿势不正确，我们也会很容易注意到无关的信息或是开始做无关的事情。因此在操作电脑时，最好把双脚放在地面上，收紧肛门，在面向正前方的状态下，只活动头部来浏览电脑画面。如果能够保持正确的姿势，那么工作记忆就会更容易进行，工作效率也能够得到提高。

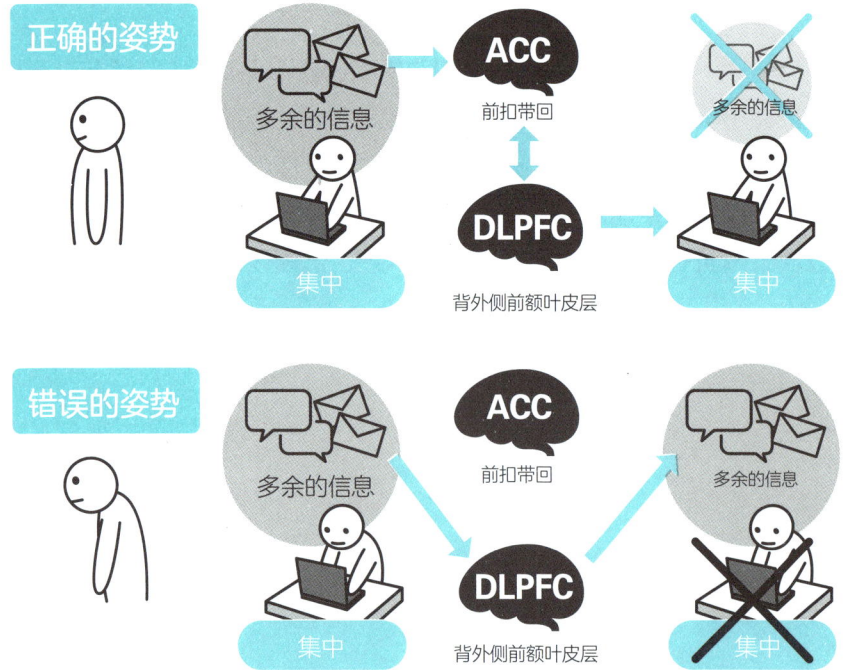

TIP 121 提高入睡质量,避免过度晨勃造成的睡眠不足

因为晨勃,早早地就醒了。

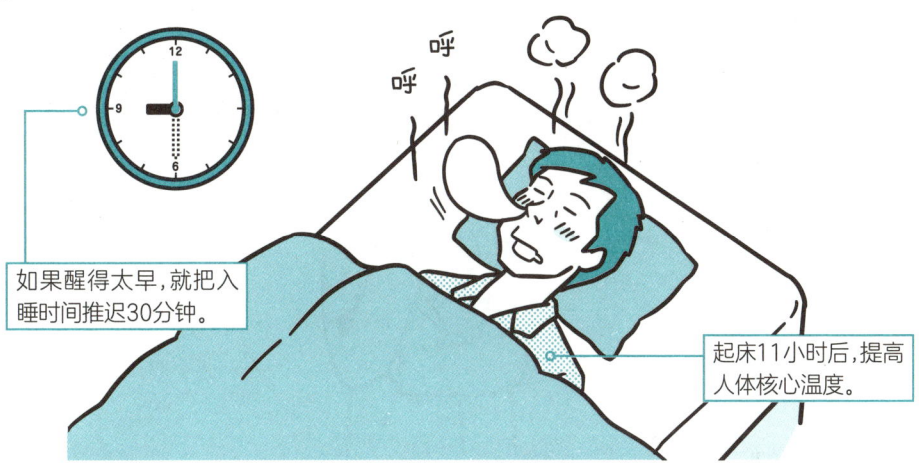

如果醒得太早,就把入睡时间推迟30分钟。

起床11小时后,提高人体核心温度。

ADVICE
改变生理现象的出现时间

当大脑进入快速眼动睡眠时,就会出现阴茎勃起的现象。快速眼动睡眠大多出现在睡眠的后半段,有时会持续大概1小时。有些人可能会因为阴茎的持续勃起而早早地醒来,进而引发睡眠不足的问题。但这多是由于快速眼动睡眠时间增加所导致的,因此可以调整睡眠状态,尽量在睡眠的前半段进入深睡眠。另外,如果早上醒得太早,也可以适当推迟睡觉时间。

理论解析

阴茎勃起多发生在快速眼动睡眠开始时。这是由于阴茎动脉扩张,骶骨神经变得活跃所引起的肌肉收缩现象。快速眼动睡眠阶段的阴茎勃起,与梦的内容或性欲无关。若是勃起时伴随着疼痛,导致无法入睡,则属于睡眠相关性痛性勃起。

有效睡眠

TIP

122 小憩比奖金更能提高工作效率

要不要增加奖金来提高工作效率呢？

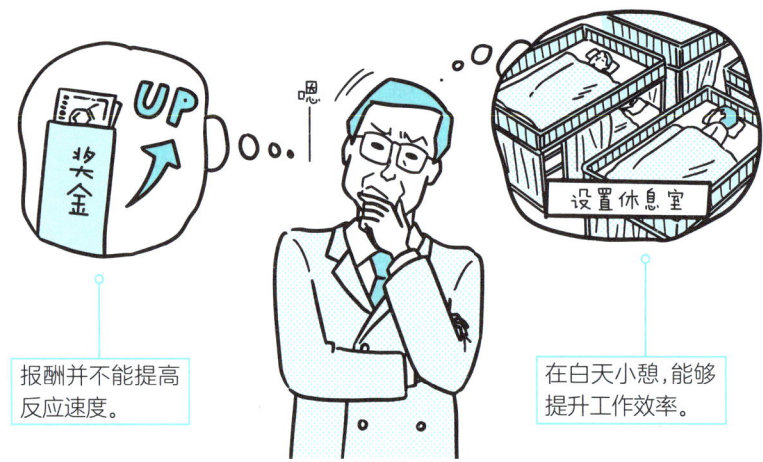

报酬并不能提高反应速度。

在白天小憩，能够提升工作效率。

ADVICE
生理措施比心理措施更有效

如果想要提高工作效率，提高奖金并不会带来实际效果。随着清醒时间的增加，身体反应也会逐渐迟钝，而小憩能够有效维持反应速度。另外，即使是约定好给不小憩的群体报酬，但实际操作时，他们的反应速度也不会有任何改善。比起改善员工心情，小憩更能够提升生产效率。

理论解析

实验表示，如果一天测试4次反应速度，随着测试次数的增加，反应速度也会越来越慢。但是，如果能够在第2次测试与第3次测试之间小憩，那么小憩后的反应速度就不会再下降。另外，对于不小憩的人群，即使是给予报酬，他们的反应速度也不会提高。

\ 了解更多 /
脱水可能会导致白天注意力不集中或打瞌睡

最近，越来越多的人在咨询中提到，因为戴着口罩或是远程办公，白天的注意力会有所下降，有时还会打瞌睡。脱水很有可能是造成这种现象的原因之一。许多人在公司办公时会常常喝水，但在居家办公后，就很容易一直工作，什么都不喝。另外，即使是在公司办公，因为戴着口罩往往不会有意识地补水。虽然缺水和打瞌睡之间是否有直接的因果关系尚未得到证明，但是临床研究表明，在补充水分后，打瞌睡的问题的确能够得到改善。

理论解析

水分的补充是十分必要的。相关研究表明，一直保持同一个姿势工作，会带来一定的弊端。一项研究工作姿势与结果正确性关系的实验表示，坐着工作比躺着工作的正确率更高。但是，如果一直坐着，正确率也会出现下降。通过观察脑电波，人们发现随着时间的流逝，思考方式的切换能力以及对于新信息的反应能力都会下降。也就是说，即使姿势正确，但如果一直保持同一个姿势，大脑的工作效率也会降低。那么，**应该多久改变一次姿势呢？答案是30分钟**。保持同一个姿势30分钟，会使血液流通变得不顺畅。作为大脑的营养源，流畅的血液是大脑活动的保障，因此有必要每30分钟改变一次姿势。另外，为了保证血液流通顺畅，水分的补充也是十分重要的。最好每60分钟补充一次水分，每次补充180毫升左右。

\ 了解更多 /
工作时，在合适的时机休息

曾有人在咨询中问道："如果在工作中休息，那大概多久休息一次比较好呢？"实际上，在大脑的运转过程中，会有4个休息的时机。

保持注意力集中，也就是使脑电波保持在一定状态的最长期限为4分半钟。大家可能都有过这样的体验，那就是我们通常很难持续5分钟思考同一件事，总会忍不住想其他的事情。在思考时，建议以5分钟为单位，

有效睡眠

如果过了5分钟还没有想出对策，就先暂时搁置，去做其他事情。整理书籍等活动会将大脑切换为默认模式网络（DMN）。这时候，一直思考的内容信息可能会得到整合，并且突然出现在脑海中，这会比一直思考的效率更高。

另外一项研究表示，每16分钟，大脑中就会出现一次对于未来计划的思考。比如在使用网络进行调查搜索时，我们通常很难在15分钟里一直搜索同一个内容。可能会看一看动画广告或开始搜索其他内容。因此在调查搜索时，最好以15分钟为单位。如果搜索了15分钟还没有找到答案，就先暂时搁置。

血液是大脑的营养源，是大脑运转的保障。但是每30分钟，血液的流通就会开始变得不顺畅，因此连续脑力工作的界限为90分钟。如果能够根据工作内容以5分钟、15分钟、30分钟、90分钟来划分时间，那么与持续工作相比，定时休息的工作方式会更有效率，也会更有效果。

不同工作的休息时机

123 改善睡眠与减盐同时进行

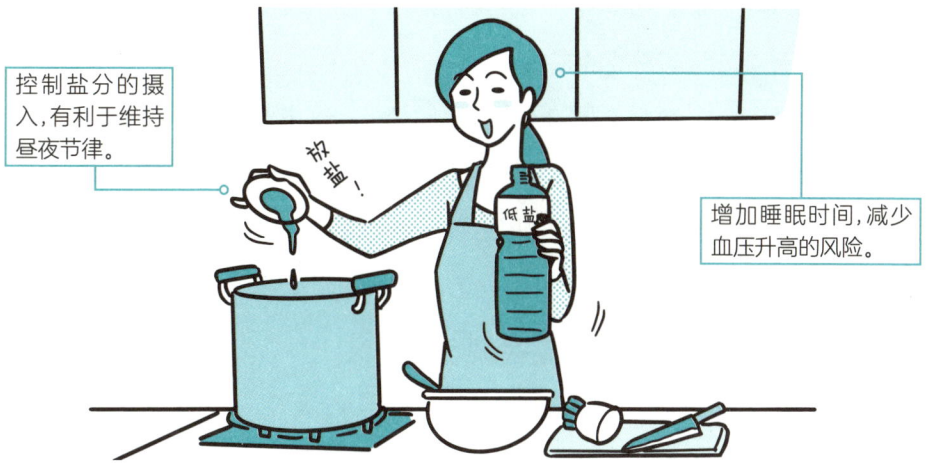

最近,家人都说菜的调味有些重。

控制盐分的摄入,有利于维持昼夜节律。

增加睡眠时间,减少血压升高的风险。

ADVICE
睡眠不足会导致口味变重

盐分摄入过多,会使我们很早就感受到困意,但如果不早睡,口味就会变重,进而在无意识中就增加了盐分的摄入。口味变重也是身体需要更多睡眠时间的信号,如果继续熬夜,血压就会有升高的危险。因此,试着将减盐与改善睡眠同时进行吧。

理论解析

如果口味过重,过量摄入的盐分就会对肾脏以及肝脏中的时钟基因产生影响,导致生物钟提前3小时左右。因为大脑认为过度摄入盐分是为了缓解睡眠不足,所以会增加睡眠时间,导致生物钟提前。当睡眠不足时,口味也会随之变重。

有效睡眠

睡眠不足会导致存钱困难

睡眠不足会使工作记忆的能力降低

工作记忆也是记忆力的一种，而睡眠不足会导致这一能力降低。工作记忆能够提前记住将来的行为所必需的信息，并能够排除不必要的信息。如果这一能力降低，大脑也就无法忽略多余的信息。

比如在买东西时，如果看到"火爆促销中"的广告，就会很容易买计划外的东西，还会忘记买需要的东西。

相关数据显示，睡眠不足的人存款也比较少。这主要是因为睡眠不足会导致工作记忆的能力降低，进而导致甄别信息的能力降低，造成浪费。如果能够发挥工作记忆的作用，那就可以忽视多余的信息，实现自己的目标。

调整睡眠后，加班也可能会减少

工作中，很多人可能会在看到与工作无关的邮件或文件时，完全忘记眼前的工作。于是工作效率降低，看了一半的文件不断累积，桌子也变得乱七八糟。如果平时桌子上的文件堆积如山，可以通过改善睡眠状态来整理大脑内的信息，大脑内的信息得到整理后，桌子自然也会变得整洁起来。

甄别信息的前扣带回与使注意力集中的背外侧前额叶皮层的结合，使得工作记忆能够排除无用信息，使大脑能牢牢记住应该完成的工作。但睡眠不足会使工作记忆的能力下降，导致加班增多，形成恶性循环。

第 9 章

记录睡眠让成果看得见

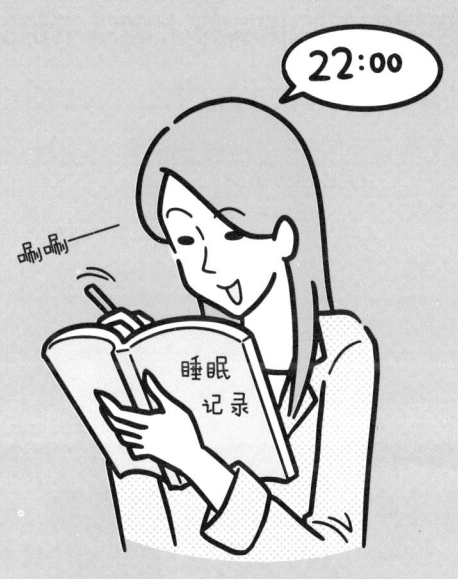

1 记录对改善睡眠至关重要

◆ 锻炼睡眠感

如果能够锻炼主观的睡眠感,那么实际的睡眠也会有所改善。人们并不会记住前一天的睡眠,因此常常会说"根本没睡着",但大多数情况下,都是睡了一会儿的。而且"根本没睡着"的评价也会给自身带来不安,为了改善睡眠状况,可以通过记录睡眠状况来确认事实。

◆ 在别人看来睡得很好,但实际上睡眠不足的人要注意

睡眠的主观与客观之间存在差距。有些人虽然自己认为睡不着,但在他人看来却睡得很好、完全不会被睡眠问题所困扰。这一类人在睡眠过程中,脑电波会频繁中断。主观与客观之间的差距越大,出现心理问题的可能性也就越大。

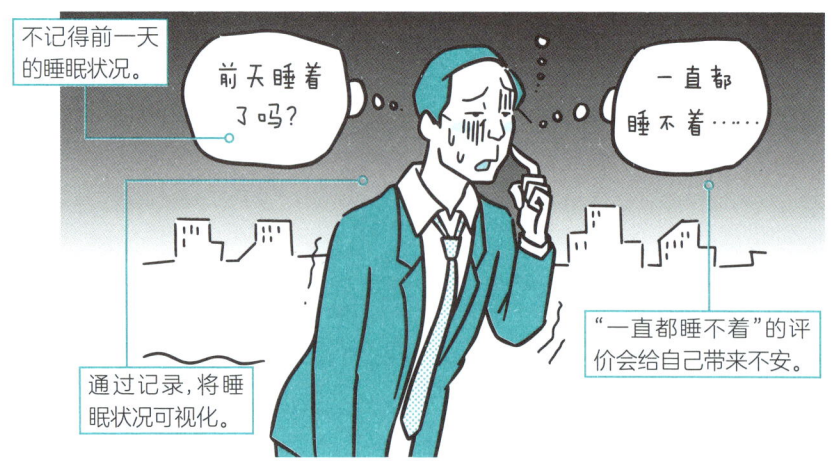

2 如何记录睡眠状况

◆ 将睡眠可视化可以避免不安

准备一个24小时制的时间轴，把睡着的时间涂满颜色，把在床上躺着的时间用箭头标记，将感受到困意的时间用斜线标记。尽可能趁着早上还记得的时候写。另外，手写也很重要。记录的目的是培养自己的主观感受，即使会在半夜醒来，也不要看时间，根据身体感觉写下大概的时间即可。

◆ 睡眠状况最好手写

手写时，不仅是视觉信息，触觉和手的移动等本体感觉信息也能够传递到大脑。感觉信息在后部联合皮层集合，并传递到选择行动的额

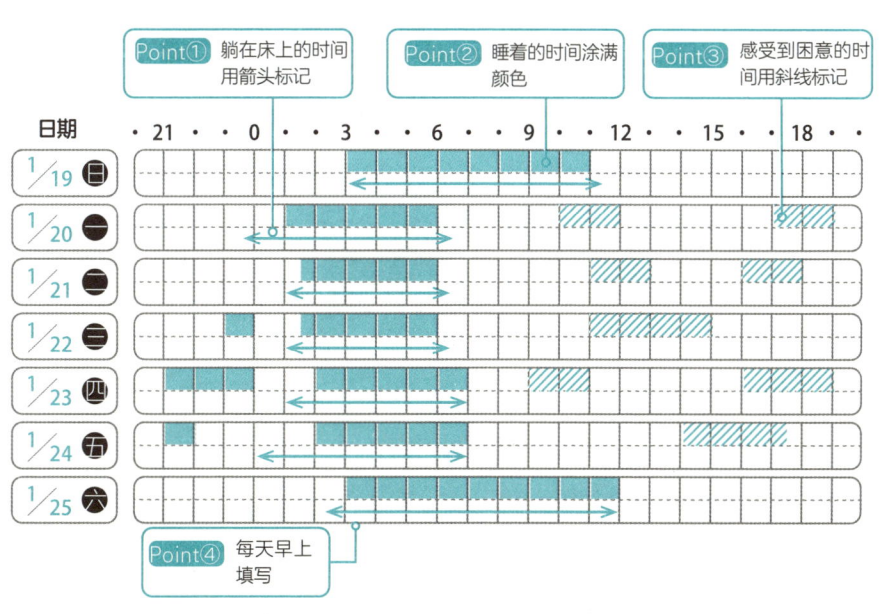

叶。感觉信息越丰富，信息也就越鲜明，此时我们不会仅依赖于额叶的思考，而是能够根据事实来采取相应的行动。

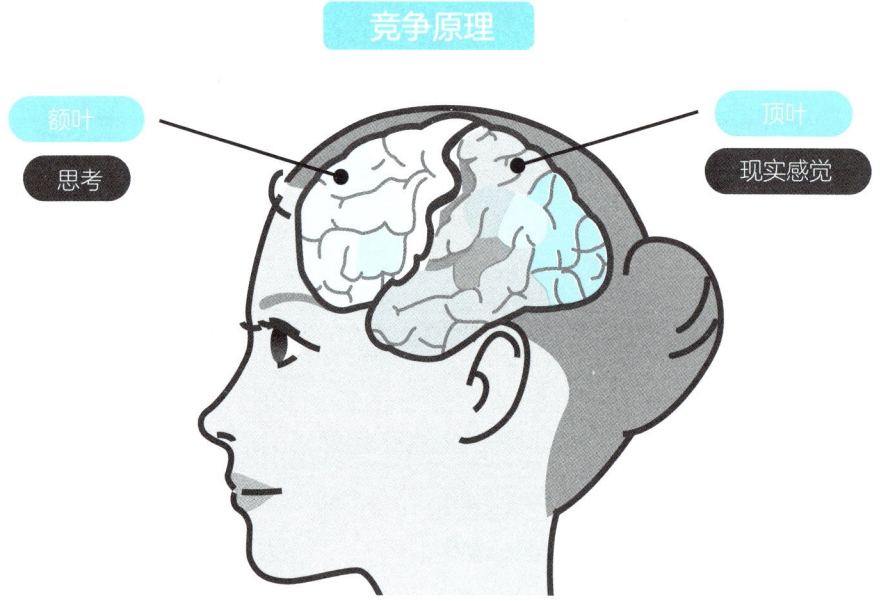

3 记录能够帮我们找到解决方法

◆ 将睡眠可视化，观察自己

根据几天的记录，将平均入睡时间以及平均起床时间用直线标记出来。如果在平均入睡时间之前出现箭头标记，就说明睡觉时间过早或入睡困难，这种情况下可以适当推迟睡觉时间。为了将起床时间差控制在3小时以内，一定要按时起床。如果实在太困，可以在起床3小时后，坐在床上睡一会儿回笼觉，记得先把起床时间画出来。在平均起床时间的11小时后画线，尽量不要在这个时候小睡。

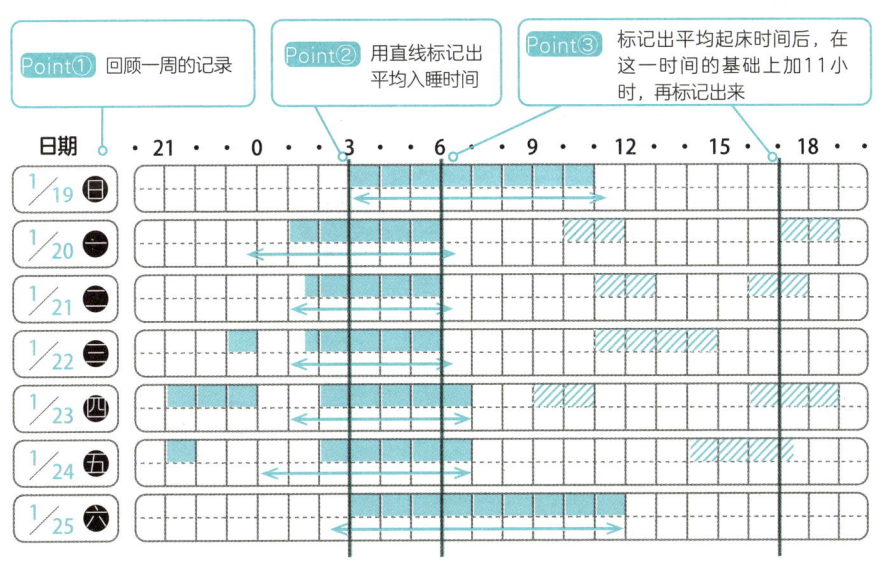

◆ **什么是元认知**

　　元认知是美国心理学家约翰·弗拉维尔于1976年提出的一个概念。他认为,元认知就是指主体对自身认知活动的认知。简单来说,元认知是从第三者的角度,俯瞰自身行为。额叶中,布罗德曼10区主要承担元认知的功能。主观地将睡眠可视化,并重新审视的行为能够锻炼元认知。如果元认知的能力能够得到提高,那我们就能够正确地把握事实,科学地行动,进而减少不安。

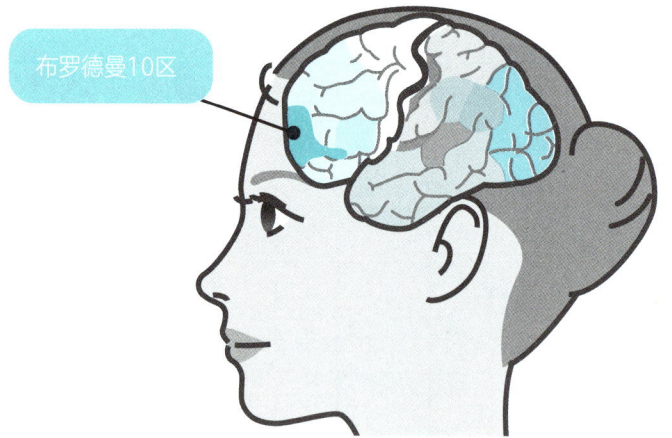

布罗德曼脑谱图中的10区

4 没有记录，就无法获得建议

◆ 只有确认事实，才能找到解决方法

在咨询睡眠问题之前，先记录下昨晚到今天早晨的睡眠状况吧。如果和平时的状况有所不同，也请把不同的睡眠状况记录下来。试着根据本书第9章第3节来分析自己的睡眠记录，找到睡眠问题出现的原因以及相应的解决方法。相反，如果没有记录就咨询睡眠问题，就有可能因为无法找出解决方法，而加剧内心的不安。

当谈及已经忘记的睡眠状况时，我们很有可能会与他人比较，加剧内心的不安，也有可能会轻易地相信网络谣言。不要与人比较，另外，为了不受信息的摆布，最好对自己的睡眠进行记录，避免模糊不清的对话。只要有记录，任何睡眠问题都能够找到解决方法。

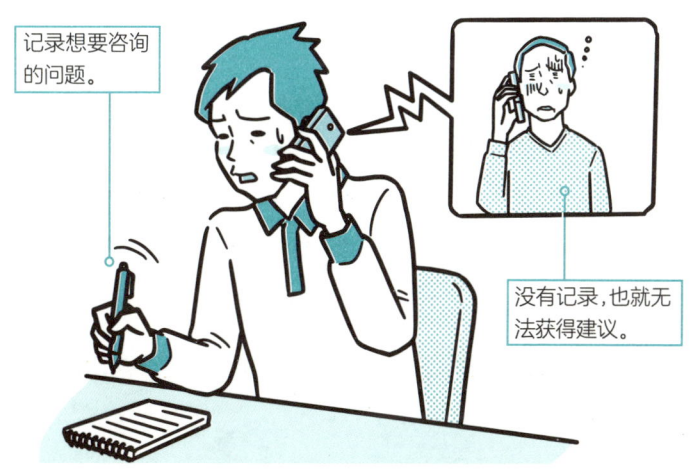

记录想要咨询的问题。

没有记录，也就无法获得建议。

结 语

大家觉得这本书怎么样呢?

关于本书所介绍的内容,首先希望大家能亲身体验一下。以2周为周期,调整自己的睡眠节律,我想大家会切实地感受到大脑以及身体的变化。另外,读完本书,你可能会想要与他人分享书中的内容。之前有很多人把我写的内容分享给了自己的家人或是朋友,并且帮助他们解决了困扰多年的睡眠问题。

就像本书开篇所写的那样,因为我们没有学习过与睡眠相关的知识,所以对睡眠也就不甚了解。但了解之后,就不会再被睡眠问题所困扰了。

在生活中,我们经常会讨论睡眠这个话题。当听到别人说"我睡5分钟就足够了,你睡得太多啦",或是"我一直倒头就睡,一睡就是8小时,一次都不会醒"这样的话时,很多人会与自己的睡眠状况相比较,并且受到打击,睡眠问题也因此变得更加严重。

我们会经常交换睡眠相关的信息,但与此同时,我们也在互相交换着睡眠相关的压力。

睡眠并不像身体一样有一个实体，而且我们也常常忘记前天的睡眠状况，因此当被别人指出问题，或是听到自己一直烦恼的问题，别人却能轻松做到时，我们的不安也会加剧。为了防止这种不安，本书介绍了通过记录睡眠状况来进行自我分析的方法。

之所以在与身边的人分享由睡眠问题带来的压力时会加剧内心的不安，是因为我们对普通的睡眠知识还不够了解。

从2002年开始，日本的各大学附属医院纷纷设置睡眠门诊，而且与睡眠相关的研究也越来越多，正因如此，我们能够轻松地获取经过科学验证的信息。如果能够掌握并且在生活中活用这些信息，也就不会因为别人的只言片语而感到不安，彼此交换的信息也能够使自己更健康，工作也更有效率。

受新型冠状病毒肺炎的影响，很多人不用早起上班或上学，但也正因为如此，我们更需要通过自己的努力，来形成昼夜节律。如今的时代，是多种生活方式并存的时代，我们不必与他人一样，在同样的时间做同样的事情。

正是在这样一个自由的时代，昼夜节律紊乱的人也越来越多。擅长调整昼夜节律的人和不擅长调整昼夜节律的人之间的差距也越来越大。虽然本书中所介绍的昼夜节律人人都具备，但这并不意味着每个人身上的昼夜节律都能发挥作用。如今，我们能够自己选择在何时做何事，因此，提高熟练运用昼夜节律的能力也就变得更加重要。

最后，希望大家不仅能够通过本书关注自己的睡眠，也能够对自己的大脑以及身体构造产生兴趣。只有充分了解自己，才能更加熟练地与自己交流，过上自己想要的生活。

希望大家能够以睡眠为契机，继续主动地关心自己的身体。在这里，我衷心祝愿大家身体健康。

菅原洋平

索引

数字、希腊字母

5月病……052
γ-氨基丁酸……025、089、129

A

安眠药……089、112、129
按摩……085
熬夜……031、056

B

半夜醒来……100、101、102
便秘……182
补觉……031、047
不安腿综合征……084、087、154
不规律的睡眠……144、148

C

长睡眠者……050

D

打哈欠……056、057、060、138、139
打鼾……107、113、116、131、181
盗汗……109
读书……080、082
锻炼……021、077、091、107、108、177、178、190

G

感冒……072、073、170
工作效率……024、139、194、195
工作中毒……028
鬼压床……098

H

孩子的睡眠……145、146、151、154、155
和伴侣的生活习惯不同……032
呼吸困难……094、114
花粉过敏……086、087、093
回笼觉……030、046
活用闹钟……035、036

J

记忆力……168、171、172、173、179、198
肩膀酸痛……136、164
减肥……175、181、186
减盐……197

K

咖啡因……112、128、129

看电影……092

看助眠视频……074

瞌睡……024、081、098、115、124、195

快速眼动睡眠……026、098、111、140、189

困意……056、134、137、138

L

拉伸……062、063、084、086

累得睡不着……165

M

梦……068、098、111、140、157

磨牙……128、131、136

N

年龄增加带来的睡眠时长变化……117

P

皮肤瘙痒……042、087

平静思绪……069、071、078

Q

起夜……103、104、105、106

R

人体核心温度……019、021、045、059、072

日记……179

S

身体疼痛……095、136、164、190

时差……185

手机……038、078、176、191

睡眠不足……002、008、120、121、168

睡眠-清醒节律……009、023、127

睡眠物质……025、124、129

睡眠相关进食障碍……186、187

睡眠效率……011、200、201、203

T

体温……019

通宵……143

头痛……136

头晕……040

腿部抽搐……086

褪黑素……016、018

听催眠曲……074

W

晚餐的时间……122

微笑……183

温暖身体……045、064

X

洗澡……059、061、064

相位反应曲线……017

消除不安感……160、204

宵夜……153、181、186

小憩……120、125、126、194

小憩计划……024、150

醒得太早……034

学习……171、172、173

Y

眼睛、嘴巴发干……065、135、195

夜班结束……148、150

因病卧床……147

饮酒……110、116、186

饮食……043、044、084、168

运动后的睡眠……189

Z

在酒店睡不着……162

早起……036、037、048、051

昼夜节律……014、016、019、023

注意力……174、188、195

咨询睡眠问题……205

姿势……191

图书在版编目（CIP）数据

快眠大全 / (日) 菅原洋平著；戚蕊译. -- 南昌：江西科学技术出版社, 2022.11
 ISBN 978-7-5390-8337-7

Ⅰ. ①快… Ⅱ. ①菅… ②戚… Ⅲ. ①睡眠—普及读物 Ⅳ. ①R338.63-49

中国版本图书馆CIP数据核字(2022)第177398号

国际互联网（Internet）地址：http://www.jxkjcbs.com
选题序号：KX2022038
版权登记号：14-2022-0044
责任编辑 魏栋伟
项目创意/设计制作 快读慢活
特约编辑 周晓晗 王瑶
纠错热线 010-84766347

働く人の疲れをリセットする 快眠アイデア大全
(Hatarakuhito no Tsukare wo Reset suru Kaimin Idea Taizen : 6640-7)
© 2021 Yohei Sugawara.
Original Japanese edition published by SHOEISHA Co.,Ltd.
Simplified Chinese Character translation rights arranged with SHOEISHA Co.,Ltd. through FORTUNA Co., Ltd.
Simplified Chinese Character translation copyright © 2022 by Beijing Fast Reading Culture Media Co. Ltd.

快眠大全

[日] 菅原洋平 著　　戚蕊 译

出版发行		江西科学技术出版社
社	址	南昌市蓼洲街2号附1号 邮编 330009
		电话:(0791) 86623491　86639342(传真)
印	刷	天津联城印刷有限公司
经	销	各地新华书店
开	本	710mm×1000mm　1/16
印	张	14.5
字	数	160千字
印	数	1-5000册
版	次	2022年11月第1版　2022年11月第1次印刷
书	号	ISBN 978-7-5390-8337-7
定	价	65.00元

赣版权登字-03-2022-258　版权所有 侵权必究
(赣科版图书凡属印装错误，可向承印厂调换)

快读·慢活®
《女子养生术》
不费力、少花钱，就能抗初老、少生病！

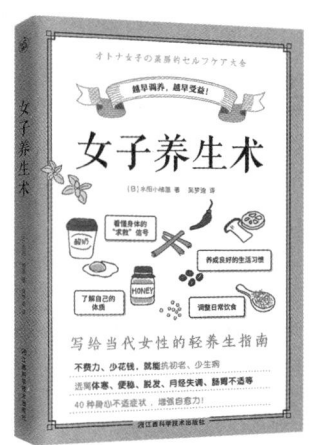

　　头痛、体寒、水肿、失眠、月经失调、皮肤粗糙、便秘、总是觉得累……你是否常有这些不适与烦恼？

　　本书从中医养生理论出发，结合营养学知识，帮助当代女性看懂身体的"求救"信号。通过调整日常饮食和改变生活习惯，针对性地调理40种常见身心不适症状，为女性提供简单、实操性强的调养方法。大家可以通过"观舌识健康""气血津液检查表""五脏检查表"等，了解自己的体质以及身体状况，从而全面认识自己的身体，不依赖药物地改善身心状态，增强自愈力！

　　本书将中医养生智慧融入当代女性的日常生活，是当下养生女孩的常备好书。全书内容简明、实操性强，搭配手绘插图，十分适合养生入门。

快读·慢活®
《免疫力》

改善肠道环境，增强免疫力，打造抗癌体质!

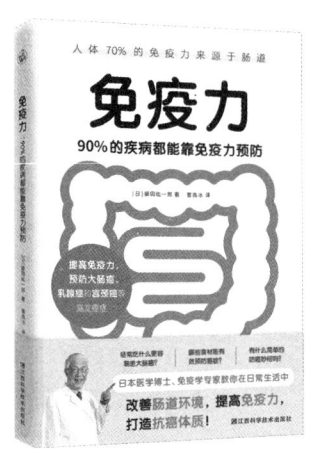

要想打造能够击退癌细胞的抗癌体质，关键在于增强免疫力。那该如何增强免疫力呢？

日本医学博士、免疫学专家藤田纮一郎首次公开增强免疫力的秘诀。书中以Q&A的形式，分析解答了肠道微生物、肠道菌群、肠道环境与人体免疫力之间的关系，并介绍了防癌食材、保健小菜等18大饮食方法，笑口常开、细嚼慢咽等16大生活习惯，全面讲解了增强免疫力的方法。这些知识简单易懂，方法易操作，让你在日常生活中就能轻松实践，帮你快速增强免疫力，预防大肠癌、乳腺癌和宫颈癌等高发癌症！

癌症并不是老年人的专利，随着癌症发病的年轻化，每个人都应该引起重视。预防癌症，从增强免疫力开始！

快读·慢活®

　　从出生到少女，到女人，再到成为妈妈，养育下一代，女性在每一个重要时期都需要知识、勇气与独立思考的能力。

　　"快读·慢活®"致力于陪伴女性终身成长，帮助新一代中国女性成长为更好的自己。从生活到职场，从美容护肤、运动健康到育儿、家庭教育、婚姻等各个维度，为中国女性提供全方位的知识支持，让生活更有趣，让育儿更轻松，让家庭生活更美好。